经皮穴位电刺激技术
在生殖医学中的应用

主 编　韩济生　孙 伟
副主编　曲 凡　李 蓉　龚 斐

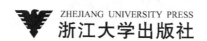

ZHEJIANG UNIVERSITY PRESS
浙江大学出版社

图书在版编目（CIP）数据

经皮穴位电刺激技术在生殖医学中的应用／韩济生，孙伟主编. —杭州：浙江大学出版社，2018.4
ISBN 978-7-308-17493-0

Ⅰ.①经… Ⅱ.①韩… ②孙… Ⅲ.①电针疗法—应用—生殖医学 Ⅳ.①R245.9 ②R339.2

中国版本图书馆 CIP 数据核字（2017）第 246932 号

经皮穴位电刺激技术在生殖医学中的应用

韩济生　孙　伟　主编

责任编辑	伍秀芳（wxfwt@zju.edu.cn）
责任校对	陈静毅　郝　娇
封面设计	周　灵
出版发行	浙江大学出版社
	（杭州市天目山路 148 号　邮政编码 310007）
	（网址：http://www.zjupress.com）
排　版	浙江时代出版服务有限公司
印　刷	浙江印刷集团有限公司
开　本	710mm×1000mm　1/16
印　张	9
字　数	152 千
版 印 次	2018 年 4 月第 1 版　2018 年 4 月第 1 次印刷
书　号	ISBN 978-7-308-17493-0
定　价	68.00 元

编　委　会

主　编　韩济生　孙　伟

副主编　曲　凡　李　蓉　龚　斐

编　委　张　嵘　冯晓军

范立青　冯雪花　韩　晶　韩松平　何依菁

姜　辉　姜丽杰　焦　娇　李楠楠　梁晓燕

林　戈　刘嘉茵　卢光琇　孟　艳　聂洪川

卜一凡　沙树斌　田　莉　王　波　王树玉

邬佳琪　邢国刚　杨　菁　赵兴国　赵鲁刚

周丽颖　朱　娜

前　言

　　针灸是中国古代流传下来的医学瑰宝,在 20 世纪 80 年代特别受到重视。当时,在人们有伤病发生疼痛时,用针刺进行治疗有止痛作用,这是人尽皆知的事实。那么,对即将进行外科手术的患者给予针刺,是否有预防疼痛的作用? 这值得一试。人们首先在一些小手术(如扁桃体切除、甲状腺瘤摘除等)中获得成功,然后试用于更大手术(如肺叶切除术)也获得成功,由此一发不可收拾。这被称为"针刺麻醉",其实质在于针刺可以减轻手术操作引起的疼痛。因此,我们应该称之为"针刺镇痛"(acupuncture analgesia,AA),或者至少是"针刺辅助麻醉"(acupuncture-assisted anesthesia,AAA)。这一医学实践震惊了世界,为此美国国立卫生研究院(National Institutes of Health,NIH)在1997 年召开了一次大型听证会,论证针刺镇痛是否有效,是否有科学根据。我有幸在该会上作了第一个学术报告,题目是"针刺镇痛的神经化学原理",证明针刺或电针具有提高人体或实验动物痛阈的作用,其原理与针刺引起中枢神经系统释放多种具有镇痛作用的神经化学物质(如 5-羟色胺、脑啡肽等)有关。释放量的多少,既与电刺激参数有关,也与个体差异有关。人们举一反三,开始把该项技术应用到其他领域,例如用电针治疗海洛因成瘾、帕金森氏病、不孕症、孤独症等。治疗每种疾病所需针刺的穴位不同,电刺激参数不同,所动员的神经化学物质也各不相同。

　　从现代医学来看,要求应用于患者的每种针刺疗法:①部位准确;②操作标准;③参数精确;④疗效可期。中国古代流传下来的针灸疗法,既是一种医疗技术,也是一门艺术;各家针刺操作手法差异极大,有的如农夫插秧,插入即可;有的如高级艺术家琢玉,精雕细刻。作为神经科学工作者,必须从中抽丝剥茧,取其精华,才能做到眼明心亮,运用自如。比如,明确了神经在针刺疗效中起着关键作用,就可以用电刺激代替手行针来刺激神经,甚至在穴位表面施加刺激来代替针刺的操作。由于自动化技术的发展,应用新一代针麻仪器时,只要在手术结束时调好参数,在患者回到病房后,不必由护士进行操作即可每隔若干小时自动启动一次,保证术后良好的止痛作用。由于仪器小型化,不必有连接线,所以使用起来非常方便。这些科研进展都在逐步变为现实。所谓转化医学,就是把临床遇见的问题交给基础研究,把基础研究所得结果及早应用于临床,最终得益的是患者。

本书重点介绍经皮穴位电刺激技术(transcutaneous electrical acupoint stimulation,TEAS)应用于治疗生殖系统疾病的经验,这是在国家卫生和计划生育委员会重大基金(项目号:201302013)支持下,由全国9个生殖中心所获得的研究成果。我们对结果全面负责,但科研的进展是无止境的,我们无权说我们的结果是最权威的。由于观察条件不同,实验操作细节各异,我们的结果与其他实验室的结果可以有所不同;如果发现差异,只能交由今后更多研究来检验。

希望本书的出版能吸引更多的同道来应用这一技术,并加以改进。它的优点是不用或少用药物,通过激发体内固有力量来矫正病情。用"扶正固本"四个字可以概括本书的全貌。我们希望通过和大家一起努力,把中国古老针灸医学的精华加以发扬,贡献给全人类。

韩济生

2018 年 2 月

目　录

编 者 简 介

主编　韩济生，中国科学院院士，北京大学神经
科学研究所教授、博士生导师，北京大学神经科学
研究所名誉所长，中华医学会疼痛学分会与中国
医师学会疼痛专业委员会名誉主任。自 1965 年
开始，从中枢神经化学角度系统研究针刺镇痛原
理，研制出"韩氏穴位神经刺激仪（HANS）"，对镇
痛，以及治疗海洛因成瘾、不孕症、孤独症等有良
好的效果。连续 13 年获美国国立卫生研究院
（NIH）RO1 科研基金，其间任哈佛大学精神病学
科兼职教授。担任科技部"973"项目首席科学家，
国家卫生和计划生育委员会行业专项首席科学家。在国内外期刊发表论文
500 余篇，主编中文专著 9 部。获国家自然科学奖二等奖和三等奖各 1 次，国
家科技进步奖三等奖 1 次，部委级奖项 10 余次。获何梁何利科技进步奖、北
京大学首届蔡元培奖及中国医学最高奖——吴阶平医学奖。获国际疼痛研究
学会（IASP）荣誉会员与中国神经科学学会终身荣誉会员称号。获美国针刺
研究学会首届针刺研究终身成就奖，第二届张安德中医药国际贡献奖，以及中
国抗癌协会临床肿瘤学协作专业委员会（CSCO）2014 年度中国癌痛医学终身
成就奖。1979 年以来，应邀到 27 个国家和地区的 100 余所大学和研究机构
演讲 209 次。曾任世界卫生组织（WHO）科学顾问及美国国立卫生研究院
（NIH）顾问。1987 年被选为瑞典隆德皇家学院国际院士。创建北京神经科
学学会、中国疼痛学会、国际神经肽学会中国分会。现兼任北京神经科学会名
誉理事长，中华医学会疼痛学分会与中国医师学会疼痛专业委员会的名誉主
任，《生理科学进展》杂志名誉主编，《中国疼痛医学杂志》主编。现任国际标准

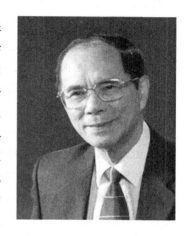

化机构(ISO)第 249 技术委员会(TC249)第 4 工作组(包括电针仪在内的中医医疗设备)项目领导人(project leader),负责制定电针仪最新国际标准。

主编 孙伟,山东中医药大学第二附属医院主任医师、二级教授、博士生导师,生殖中心名誉主任,国家中医药管理局重点男科学科带头人。第十、十一、十二届全国人大代表,享受国务院政府特殊津贴。2011 年获山东省健康卫士称号,2013 年获首届泉城十大名医荣誉称号。兼任中华医学会生殖专业委员会临床及精子库学组委员、中国性学会常务理事、《中国性科学杂志》副主编、山东省中西医结合学会生殖医学专业委员会主任委员、中国

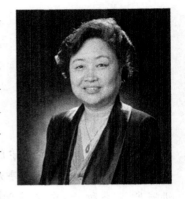

民族医药学会国际交流与合作分会常务理事、山东省男科专业委员会副主任委员等多项社会职务。多年来致力于中西医结合治疗不孕不育的研究,先后主持卫生部公益性行业科研基金 1 项,国家及山东省自然科学基金科研课题 10 余项,在国内外核心期刊发表论文 70 余篇。

擅长中西医结合治疗盆腔炎、输卵管不通、免疫性不孕、多囊卵巢、闭经等各种原因所致男女不孕不育疾病,及生殖内分泌调整、夫精人工授精、体外受精胚胎移植(试管婴儿)技术;同时师从周次清等中医大家,可中医辨证治疗心血管及胃肠道等内科杂症。

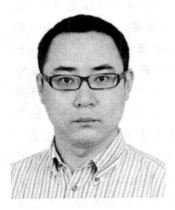

副主编 曲凡,医学博士,妇产科学博士后,浙江大学副研究员(临床转化)、博士生导师,浙江大学医学院附属妇产科医院中医科主任。为浙江省杰出青年基金获得者、浙江省卫生高层次人才、浙江省 151 人才、江浙沪中西医结合优秀青年人才。主持国家自然科学基金等 14 项课题;发表 SCI 论文 70 篇;获得国家科技进步奖二等奖、浙江省科技进步奖二等奖、全国妇幼健康科技奖一等奖等 8 项奖励;获得国家发明专利授权 17 项。兼任英国伦敦大学学院(UCL)名誉高级研究员、副博士生导师,

欧盟 GPTCM RA 学会 PTIG 分会共同主席,英国替代医学研究会会员,中国妇幼保健协会中医和中西医结合分会副主任委员,浙江省医学会妇产科分会妇科内分泌学组副组长,浙江省针灸学会针灸现代研究专业委员会副主任委员,以及 *PLOS ONE* 等 3 种 SCI 收录期刊编委等。

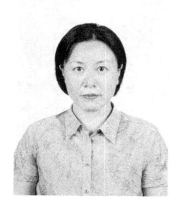

副主编 李蓉,医学博士,主任医师、教授。现任北京大学第三医院生殖医学中心兼妇产科副主任、中国医师协会生殖医学专业委员会副主任委员兼总干事、中国医疗保健国际交流促进会生殖医学分会常委兼秘书、中华医学会生殖医学分会青年委员。1998 年起在北京大学第三医院妇产科工作,2003 年进入生殖中心开始专攻生殖内分泌疾病、不孕症和辅助生殖技术的临床工作,特别是多囊卵巢综合征等,可以熟练地进行不孕症常规手术操作、腹腔镜及宫腔镜操作。主持国家"十二五"科技支撑计划开展女性生育力流行病学调查;致力于多囊卵巢综合征、子宫内膜容受性等多项国家自然科学基金及省部级科研课题研究,参与发表 SCI 文章 60 余篇。于 2009 年和 2011 年两次获国家科技进步奖二等奖,2008 年和 2014 年两次获教育部高校科技进步奖一等奖,2011 年和 2014 年两次获北京市科技进步奖,2016 年获华夏科技进步奖一等奖。

副主编 龚斐,医学博士,中信湘雅生殖与遗传专科医院生殖中心主任、副主任医师、研究生导师,湖南省医学会生殖医学专业委员会常委。从事人类辅助生殖技术的研究、不孕不育诊疗及遗传咨询多年,在研究排卵障碍、卵巢功能减退、子宫内膜异位症及多囊卵巢综合征治疗策略等方面积累了丰富的经验。在全方位不孕症的诊断、各项辅助生殖技术的应用、试管婴儿(IVF)术前预处理、IVF 临床用药方案优化及疑难病例、宫腔粘连、反复流产及反复种植失败病例的个体化诊疗等方面

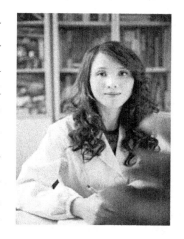

经验丰富。作为主要完成人先后参与了国家自然科学基金重点项目以及"863"和"973"等多项国家级课题的研究,发表论文60余篇。领导中信湘雅生殖与遗传专科医学生殖中心率先在2014年3月通过ISO 9001:2008质量管理体系认证,是中国大陆地区首家通过ISO认证的辅助生殖机构,树立了行业标杆。

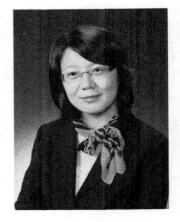

主编助理 张嵘,博士,北京大学神经科学研究所副教授、硕士生导师,北京市科学技术协会第九届委员会委员,北京神经科学学会秘书长,北京神经科学学会孤独症专业委员会副主任委员,北京大学医学部孤独症研究中心副主任。研究方向为:①针刺转化医学研究。验证经皮穴位电刺激技术在疼痛、生殖医学、精神卫生疾病中的疗效与安全性。经皮穴位电刺激作为针刺演化技术代表,以其参数标准化、使用方便的特点在临床上广泛使用,采用多中心、随机、安慰剂对照、双盲试验验证其在术后痛、不孕不育症、孤独症等疾病中的疗效与安全性,为临床上筛选适应证、选择参数等治疗方法学上提供依据。②孤独症的发病与治疗机制研究。从孤独症发病的生物环境与社会环境角度,探索易感因素以及母子之间的潜在联系;应用经皮穴位刺激治疗孤独症并用孤独症大鼠模型探索初步机制;对孤独症社会交往行为分型提出新的鉴别方法,开发测评量表以及磁共振数据分析方法,对未来孤独症生物诊断、分类行为矫正以及预测经皮穴位电刺激疗效提供依据。

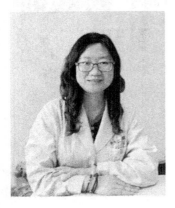

主编助理 冯晓军,山东中医药大学第二附属医院生殖医学中心主治医师。参与卫生部公益性科研行业基金1项,国家自然科学基金课题2项,山东省自然科学基金课题2项。参编专著3部。

第 1 章　针刺技术的演变及神经调控原理

　　笔者从事针刺和相关技术的研究,是从 1965 年 9 月北京医学院领导接受卫生部下达关于研究针刺麻醉原理的科研任务开始的,至今已过 50 年。回顾这 50 多年来的科研道路,可以分为几个阶段:①首先是国内有一部分医生从 1958 年以来将针刺技术应用于外科手术,可以不用麻醉药或减少麻醉药用量而完成外科手术的创新性临床实践,引起医学界的兴趣;②全国许多基础研究工作者,包括笔者所在实验室,参与进行一系列实验研究;③我们从自己的研究结果中提出新的假说,认为针刺的信息传达到中枢神经系统,产生出具有降低疼痛程度的化学物质,发挥镇痛作用,并认为电针与手针有同样的效果;④我们研制出电针仪和经皮穴位电刺激仪器(前者经过插入皮肤的针灸针施加电刺激,后者将电极置于穴位皮肤表面施加电刺激),返回到临床实践中,证明其可以提高临床镇痛效果;⑤我们进一步扩大其应用范围,从镇痛作用,扩大到治疗药物成瘾、抑郁症、孤独症等神经及精神疾病,进而发展到治疗与内分泌有关的不孕症等领域;⑥我们从理论上提出,分布于穴位下的神经纤维是刺激"穴位"发挥治疗作用不可或缺的必要条件,针刺或电针刺激主要是通过外周神经系统和中枢神经系统,发挥"神经调控"(neuromodulation)作用,这是针刺治疗疾病的核心机制。这一理论联系实际的研究过程,完全符合当今热议的"转化医学"概念;精心选择刺激的部位和电刺激的参数才能充分发挥疗效,也完全符合"精准医学"的要求。中国古老的针灸疗法与现代神经科学两者互相促进,共同提高,扩展了针刺和相关疗法的临床应用,从而更好地为患者服务。

　　经过半个世纪的实践和发展,这项研究成果已得到国际科学界的认可,这可从以下事例得到反映。1982 年,韩济生应邀在《国际药理学和毒理学年鉴》(*Annual Review of Pharmacology and Toxicology*)上发表题为"针刺镇痛神经化学基础"的文章[1],阶段性地总结了针刺镇痛作用的神经化学机制。1997

年,在美国国立卫生研究院(NIH)主持召开的针刺疗法听证会上,韩济生应邀第一个在全体大会上作有关针刺镇痛原理研究的报告[2,3],大大促进了针灸疗法在全球医学界的推广和应用,并引起生物医学界对中国医学的密切关注。2011年,韩济生获吴阶平医学奖。同年,在加拿大蒙特利尔召开的第13届世界疼痛大会上,韩济生应邀作题为"针刺镇痛的共识和歧义"的大会报告[4]。2013年,在意大利米兰召开的第14届世界疼痛大会上,韩济生接受国际疼痛研究学会颁发的"荣誉会员"证书。2014年,美国针刺研究学会(Society for American Acupuncture Research,SAAR)在成立10周年之际,首次到北京举办年会,并为韩济生颁发该学会首个"终身成就奖"。2015年,韩济生担任召集人的中国代表小组取得国际标准组织(ISO)电针仪质量标准制定者地位。这一系列事件说明了北京大学医学部神经科学研究所在国际针刺原理研究方面所占的主导地位。

但医学理论向实践的转化,以及基础医学和临床医学的交融,是永无止境的。涉及几百人参与的这项科研活动,无论从科学上、技术上以及哲学上,都值得加以总结。总结的目的至少有3个方面:①总结已经得到确认的主要研究成果,以便将其正确地应用于临床实际;②梳理并掌握主要的科研思路,以便进一步开展有关研究,更好地为患者服务;③发现可能的错误认识,及时加以纠正,使该技术不断趋于完善。

1.1　针刺的镇痛作用

1.1.1　人体观察

1)针刺引起正常人痛阈变化

针刺麻醉手术是在手术台上进行的,无法在实验室加以精确复制。为此,我们为66名正常受试者测定其皮肤痛阈,观察针刺是否能使其痛阈升高。用逐渐增强的直流电阳极电流测定皮肤痛阈:将面积为 $5cm^2$ 的无关电极贴在一侧小腿肚上作为无关电极(负极),将直径5mm的蘸有氯化钠饱和溶液的电极(阳极)放置于测痛点上,令阳极直流电以 0.1mA/s 的速率线性上升;到受试者开始感到明确疼痛时记录电流值,定其为基础痛阈,一般在1mA左右。测痛点选在前额部(穴位刺激同侧)、胸部(左、右)、腹部(左、右)、下肢(左、右)及背部(同侧),共8个点。针刺穴位选在一侧合谷穴,请有经验的针灸医师在该穴位用平补平泻法运针(提、插、捻、转),持续 50min,每 10min 测痛一次。研究发现,随着针刺时间延长,皮肤痛阈逐渐升高,在针刺 30～50min 时达到最高点,较基础痛阈水平提高 80% 左右;如此时将针拔出,则痛阈逐渐降低,30min 后尚未完全恢复。从时间规律上看,针刺期间痛阈缓慢升高,40～50min 达到平台期;拔针后缓慢恢复,1h 左右接近原水平。鉴于拔针后的痛阈下降曲线符合指数曲线,可以计算出其半衰期约为 16min(图 1.1)[5]。

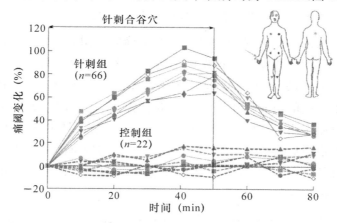

图 1.1　针刺合谷穴时全身 8 个测痛点的痛阈变化

这个实验确认了针刺具有明显的提高痛阈的作用。可以假设,此时若给予伤害性刺激,疼痛的感受将会明显减轻。该曲线也显示,针刺 1 个穴位时,痛阈值只升高了 1 倍左右,表明此时痛觉只是减轻,而不是完全消失。

还有一个现象引起了我们的高度重视,即从空间规律来看,分布于全身不同部位的 8 个测痛点的痛阈同步升高,拔针后则同步降低,说明针刺的镇痛作用是全身性的,而非仅限于合谷穴所在的大肠经(始于手部,止于胸部)分布区域。我们曾经选用膝关节附近的足三里穴,或其他经络的穴位,得出的镇痛曲线轮廓与刺激合谷穴的结果非常类似。换言之,针刺手部的合谷穴也好,或者针刺膝盖外下方的足三里穴也好,都可以引起全身性的镇痛作用。我们认为,就针刺的镇痛作用而言,其疗效可能是比较广泛的。

2)针刺麻醉的临床表现

大量针刺麻醉临床实践表明:①需要在手术前 0.5h 开始针刺和行针,才能使切开皮肤时痛觉减轻,这一时期称之为"诱导"期,而图 1.1 中的这条曲线恰好显示需要 0.5h 诱导,才能充分发挥镇痛效果;②对于大多数人来说,针麻手术下切开皮肤并非完全无痛,只是痛觉减轻至可以忍受而已;③图1.1中显示的是皮肤痛阈的变化,对于手术中牵拉内脏引起的内脏痛,本实验并未观察;④本实验只能反映刺激一个穴位所产生的效果,而我们曾经做过同时刺激多个穴位的实验,镇痛效果有进一步提高,但不能成倍提高。因此,有一种见解认为,没有必要像当年临床上所用的,在4个肢体上各用10个穴位(全身40个穴位)轮流刺激,而只需针刺少数几个穴位,就可以达到显著的镇痛效果。

3)穴位深部注射局麻药,可阻断针刺的镇痛效果

在穴位上扎针,可以引起明确的、具有精确时间过程、可以重复的痛觉阈值的改变。人们自然要探究这种作用是通过什么机理来实现的。是通过神经起作用吗?如果是,那么用局麻药普鲁卡因注入穴位,阻断神经的传导作用,应该可以防止针刺的镇痛作用的出现。我们发现,皮下注射普鲁卡因并不能阻断针刺的镇痛作用,但是如果把局麻药注入与针灸的针尖端同样的深度,达到肌肉肌腱的水平后再捻针,镇痛效果就会100%被阻断(图1.2)。这是一个明确的证据,证明针刺主要是通过肌肉肌腱深部的传入神经向中枢神经系统传递信息而发挥作用的。

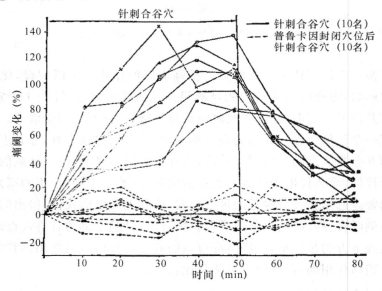

图1.2 穴位深部注射局麻药普鲁卡因可以完全阻断针刺镇痛效果,说明传入神经是实现针刺镇痛的重要环节[5]

4)在偏瘫和截瘫患者的患侧针刺，其镇痛作用消失

我们又在具有神经系统病变的患者身上做试验。截瘫患者下肢膝盖部分完全丧失感觉，针刺其足三里穴也就没有全身镇痛效果。针刺偏瘫患者病侧的穴位，也完全无效。这些结果表明，针刺信息要通过神经系统传入到达中枢，才能发挥作用[5]。

5)电针和手针作用基本一致

如果针刺是通过刺激传入神经，把信息传导到中枢神经系统，那么就不一定用针灸针来施加机械刺激，而可以将脉冲电流发生器连接到针灸针上来进行刺激，应该能达到同样效果。为此我们将手捻针改为"电针"，即将针插入合谷穴后保持静止状态，不加捻转，而是将针柄与 1 个电针仪相连，施加频率为每秒 10 次(10Hz)的方波脉冲。如此刺激所得到的镇痛曲线，与手针合谷穴得到的完全重合。

6)针刺合谷穴旁的"非穴位"同样有效

如果针刺是通过穴位下面的神经起作用，那么就不一定严格地按照经络图谱上所描述的部位来选穴。已知合谷穴位于第一和第二掌骨之间，是大肠经的一个主要穴位。本实验中，我们在第二和第三掌骨之间扎针，该处并无经络通过，但同样有神经支配，捻针时同样产生酸、麻、胀、重的"得气"感觉，由此而产生的镇痛曲线几乎与针刺合谷穴的完全重合(图 1.3)[5]。

从以上一系列人体实验的结果可以看出，有神经存在的条件下，电刺激可以代替机械刺激发挥相似的镇痛效果；去除了神经的作用，针刺和电针就不能产生镇痛效果。虽然目前在针灸研究领域尚未就"经络"和"穴位"的实质达成共识，但是可以肯定的是，"神经系统"很可能在"经络"和"穴位"中发挥不可或缺的重要作用。

神经通过电冲动的形式传递信息，但是在两个神经元之间又借助化学物质传递信息。因此，根据以上结果推断，电生理方法和神经化学方法应该是研究针刺镇痛原理的两种重要的实验方法。从 20 世纪 60 年代开始，国内开始大规模的针刺原理研究，从事针刺原理研究持续时间较长的实验室不下数十家，其中上海生理研究所张相桐教授领导的研究组主要从事电生理学研究，北京大学神经科学研究所韩济生领导的研究组主要从事神经化学研究。两种途径所得结果互相印证，共同为阐明针刺镇痛原理作出了贡献。

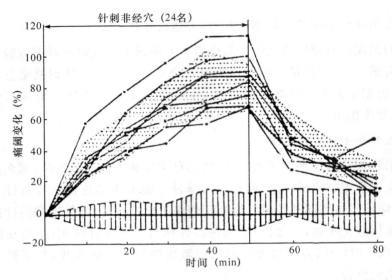

图 1.3　针刺位于第二和第三掌骨之间的"非经非穴"位点,得到与手针合谷穴相似的镇痛效果[5]

1.1.2　动物实验

从进化和生物学角度来看,人和其他动物的差别很小。针刺镇痛是人类特有的现象,还是动物界共有的现象?如果针刺在动物身上也能发挥镇痛作用,机制研究就可以在实验动物身上进行,这将为针刺原理研究提供极大的方便。我们着手在常用的实验动物身上进行探索。这里牵涉到一系列方法学问题,包括选用什么动物做实验,使用什么方法来测痛,以及如何施加手针或电针刺激等技术问题。

1)家兔实验

我们首先选用常用实验动物家兔进行实验。用眼罩蒙住家兔的双眼,使之安静。用强光(辐射热)聚焦在家兔的鼻部,约 5s 后,家兔会甩动头部以躲避热辐射产生的伤害性刺激。记录下从开始强光照射到家兔发生甩头反应之间的时程(精确到 0.1s),该值称为"闪避阈值"(相当于"痛阈")。给家兔静脉注射吗啡(4mg/kg),闪避阈值会逐渐升高,最高达到 150% 以上,保持约 40～50min 后逐渐消失。针刺家兔后肢膝部以下(相当于足三里穴)的部位,轻轻提插捻转 10min;或用 2Hz 和 15Hz 交替(每种频率持续 3s)的电针刺激 10min,刺激强度为 1mA。结果显示:①家兔痛阈(闪避阈值)升高到 150% 或以上,鼻部和尾部痛阈升高幅度相同,表示是全身性作用;②停止刺激后,痛阈逐渐降低,半衰期为 11min。上海第一医学院针麻组用兔耳部钾离子透入法测痛,也发现 2Hz 电针家兔合谷穴和内关穴 30min 可使其皮肤痛阈显著提高,40min 后恢复正常水平。由此得出结论,在家兔身上也可以观察到针刺镇痛现象[6];与人体相比,它的作用起效较快,持续时间较短。

2)大鼠实验

在大鼠实验中,我们用辐射热甩尾阈值作为伤害感受的指标,调节室温和强光照射的强度,使其基础甩尾阈值保持在 5s 左右。为防止鼠尾皮肤被强烈辐射热灼伤,设定痛阈上升至 150% 作为上限;如果痛阈值超过 150%,即停止强光照射。电针刺激采用 2Hz 和 15Hz 交替的疏密波;电刺激强度由 1mA 开始,先递增至 2mA,最后到 3mA,每种强度保持 10min,总共 30min。八十四只大鼠的实验结果表明,总体上甩尾阈的平均值有显著升高,但每只动物的升高幅度大相径庭,有的镇痛效果好(痛阈升高到 50% 以上,称为针刺镇痛强效者),而有的效果差(痛阈升高不到 50%,称为针刺镇痛弱效者)。相隔 1h 再做一次实验,总体上说效果可以重复(强效者保持强效,反之亦然),但相隔 1～2 周再次测定,针刺镇痛的离散度就有增大趋势(图 1.4)[7]。如果改换测痛方法,使用电刺激尾部记录大鼠发生嘶叫反应来测痛,或用电刺激牙髓引起张颌反射作为伤害感受指标,均可观察到针刺镇痛反应。

3)其他动物实验

不同实验室曾用不同种类动物,包括小鼠、猫、猴等实验动物,甚至马、牛等大动物进行针刺镇痛试验,都观察到针刺有提高痛阈的作用。关于针刺镇痛原理研究中是否能用动物实验加以模拟,学术界仍持有不同看法。①有人认为电针试验中,往往要把动物加以固定或部分限制其行动,这会引起一定程度的应激(stress),而应激本身就会引起镇痛效果。因此,如能在自由活动条件下进行针刺实验,应该具有更强的说服力。②关于电针刺激的强度,一般家兔实验只要 1mA 的电流即可引起镇痛,而大鼠实验中要用 2～3mA 电流才能引起明确的镇痛效果。已知 3mA 的电流会激活一部分 Aδ 神经纤维或少量 C 纤维兴奋,产生疼痛感觉,并进入一定程度的"应激状态",这时产生的镇痛效应有可能属于"应激镇痛"或"以痛制痛"范畴。临床上针刺只引起酸、麻、胀、重等"得气"感,而不会产生明确的痛感。由此认为动物实验中不应该使用太强的电流来制备针刺镇痛模型,否则说服力不强。③一般认为,针刺所刺激的神

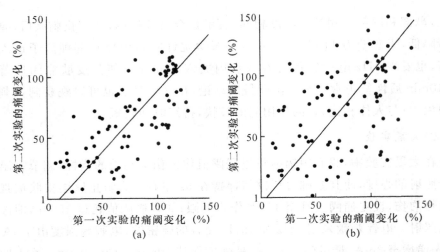

图 1.4　八十四只大鼠针刺镇痛效果的可重复性试验。(a)同一天进行第二次实验;(b)不同天进行第二次实验。两次实验相隔时间:(a)相隔 1h;(b)相隔 7~12d。实验(a)的针刺镇痛重复性高于实验(b)的[7]

经纤维属于肌肉肌腱附近的比较细的有髓鞘(Aβ 和 Aδ)纤维,至于专门传递伤害信息的无髓鞘的 C 纤维,即使稍有涉及,也不是主流,因为针刺毕竟不是通过强烈的"以痛制痛"途径来治病的。④动物是否有经络,这是一个难以解决的根本问题,目前还缺乏令人信服的解剖学或组织学证据,暂时只能用比较解剖学的方法来模拟"穴位"的位置,描述为"相当于"人体的某一穴位。⑤为什么实验动物中有约 10%~20% 的个体没有针刺镇痛作用(针刺镇痛弱效或无效)? 实际上对于人体来说,针刺也并非对每人都有效。这个问题将在后文详细讨论。

1.2　针刺的镇痛机制

针刺疗法来源于传统中国医学(traditional Chinese medicine,TCM),后者包括中医、中药、针灸 3 部分。针灸中又包括针法(acupuncture)和灸法(moxibustion)。由于灸法的温度不易严格掌握,实验中使用较少。本书只涉及针法,不包括灸法。

1.2.1　经络学说

中医认为,经络是运行气血,联系脏腑、体表及全身各部分的通道,是人体功能的调控系统。这一通路中,大者为经脉,其分支为络脉。经络学说构成针刺疗法的基础,这从针灸要诀中关于"宁失其穴、毋失其经"的论述即可得知。但由于经络实质迄今未明,如果要首先阐明经络实质才能启动针刺研究,必将延误大局。因此,我们设立了两条原则:

1)科研设计中尊重但不拘泥于经络学说。取穴方案首先根据中医经络思路来确定,其次才考虑根据神经体液机制来选择刺激部位,然后根据所得结果,确定何者更符合设想,并始终抱着探索精神。科研工作需重视所用方法学的可靠性和可重复性,而不应急于作出系统评判。

2)最关键的问题是,关于经络实质的探讨,经络应该与组织解剖学中哪些目前已知的人体组织结构相匹配。根据其传导信息的功能,首先应该考虑神经系统很可能是经络的载体或重要组成部分。例如,用局部麻醉药阻断神经的作用,或切断传入神经后,针刺就完全失效(不再出现"得气"感,也不再出现镇痛效应),据此推测出神经系统应该是经络系统的重要组成部分。也可以推测结缔组织是否是经络的重要组成部分:可以在不损伤神经支配的条件下,把经络路线上的结缔组织选择性地加以消融,再针刺某一穴位,如确实不再发挥作用,那就说明结缔组织可能是经络的重要组成部分。本书主要是从神经的角度探索经络的本质,由于篇幅所限,没有就结缔组织、血管、淋巴组织等可能性进行展开,这些留待今后继续研究。

1.2.2 电生理研究(包括神经形态学研究)

有一种学说认为,外科手术(切开皮肤)之前先给针刺刺激,这时针刺引起的神经冲动先期到达脑(主要是丘脑)的神经元,使之兴奋;其后,外科手术引起的伤害感受信号也到达丘脑感觉神经元。由于后者到达较晚,不再能兴奋丘脑的感觉神经元,因此使手术引起的疼痛有所减轻。这种根据神经冲动到达中枢的先后顺序有所不同的说法,部分解释了针刺的镇痛原理[8]。略嫌欠缺的是,按照这一学说,针刺镇痛应该是立即起效,在毫秒级的时间尺度上发挥作用;但实际上,针刺镇痛的临床经验是,在手术开始前就先行刺激(称为"诱导期"),持续 30min 左右才能充分发挥作用。

另有一种学说认为,从同一个脊神经节段支配的皮肤发出的传入冲动,可以通过粗纤维(主要传递触觉信号)或细纤维(主要传递痛觉信号)到达脊髓;粗纤维传递的信号到达脊髓,可以抑制细纤维的信号传递。具体到针刺镇痛机制,可以表述为:针刺的信号主要由粗纤维传递,手术切口的伤害信号主要由细纤维传递,针刺的信息(酸、麻、胀、重等"得气"感)抑制了手术创伤引起的疼痛。这是 Wall 和 Melzack 疼痛"闸门控制理论"的具体应用范例。但实际上,这一机制可以解释针刺在同一个脊髓节段发挥的镇痛作用,但难以解释针刺手上的合谷穴或下肢的足三里穴,可以引起全身性镇痛的客观事实。

在神经参与针刺镇痛机理的研究中,电生理方法起着重要作用,特别是将电生理方法与其他方法配合应用时,效果更为突出。

1.2.3 神经化学研究(包括分子生物学研究)

研究针刺镇痛发生、发展的实际资料说明,它是一个缓慢起效又缓慢消失的过程,符合"针刺引起神经系统中产生一些化学物质,逐渐积累而发挥镇痛效果"的假说。事实上,我们曾经做过实验:给一只家兔针刺,在引起镇痛效果的同时,抽取其脑内的脑脊液,转输给另一只家兔的脑室,发现也能使后者发生镇痛作用,这表明针刺过程中,确实存在某种具有镇痛作用的物质在发挥作用(图 1.5)[9]。深入研究发现,这些假想中的物质种类繁多,有的是分子量约为 100 的小分子,属于经典神经递质,例如 5-羟色胺、去甲肾上腺素、乙酰胆碱等;有的是属于分子量较大的肽类物质,称为"神经肽",包括阿片肽(如脑啡肽、内啡肽、强啡肽)、抗阿片肽(如胆囊收缩素)、社交肽如(催产素)等。针刺作用下这些物质在体内的消长,决定了针刺镇痛的有无和强弱。

1.2.4 针刺疗法与神经调控之间的共性和差异

所谓"神经调控"(neuromodulation),意思是选择性刺激神经系统特定部位,可以改变其功能活动,使其活动增强或减弱,或从功能失常转为正常。实施神经调控有两种途径:如果把刺激电极放置在中枢神经系统(脑或脊髓)的特定部位(例如大脑皮层的运动区或脊髓的背柱),称为"中枢"神经调控;如果把刺激电极放置在周围神经上,称为"外周"神经调控。从这个意义上看,也可以把"电针"看作是"外周"神经调控的一种,只是一般的神经调控电极是相对永久地放置在某一部位,而电针是使用时插入,用毕即拔除。

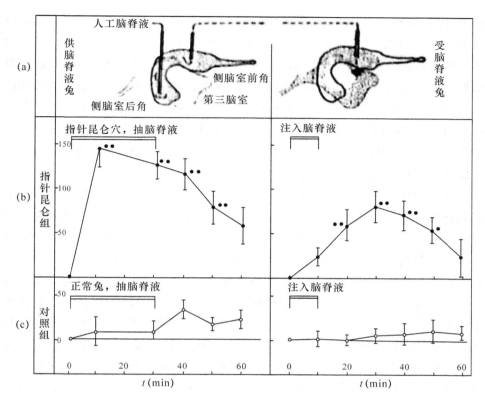

图 1.5 家兔脑室灌流实验证明针刺的镇痛作用有神经化学机制参与。(a) 从"供脑脊液兔"抽取脑脊液,注入"受脑脊液兔"脑室的实验过程;(b)指针昆仑穴,引起家兔痛阈升高,此时抽取脑脊液注入另一兔脑室,后者的痛阈也显著上升,说明有神经化学物质发挥作用;(c)抽取对照动物脑脊液,注入另一兔脑室,这一动作并不引起痛阈明显变化

　　成功实施电针或经皮穴位电刺激(transcutaneous electrical acupoint stimulation,TEAS)的关键,除了选好刺激部位(穴位),还要选好电刺激参数。用于电针的脉冲电刺激至少包含 3 个参数:频率、波宽、强度。①频率:神经组织能感受的脉冲频率为 1~100 次/秒,即 1~100Hz。如果超过 100Hz,达到几百或几千赫兹,神经就不能一对一地给予反应,这是因为每一次神经兴奋以后,都有一个"不应期",不能对快速到来的第二个刺激产生反应。②波宽:神经所能接受的脉冲波宽为 0.1~1.0ms。波宽超过 1ms 的脉冲电流,不属于对神经组织的适宜刺激。③强度:电脉冲的强度范围为 0.1~5.0mA。刺激太弱不起作用,刺激过强则无益或反而有害。以上三者之间又存在紧密的联系。例如,同样是波宽 0.5ms、强度 2mA 的脉冲电刺激,在 2Hz 频率时感

到很舒服,如转到100Hz,就感到过强,必须将波宽缩小为0.2ms,人体才能舒适地接受。因此,以上3个参数必须合并考虑。而这3个参素中,又以频率为关键因素,这是因为神经传导信息是以发放单个冲动的模式来进行的,而在单根神经纤维上传递信息的编码,就表现在脉冲的频率(实质是2个脉冲的间隔距离)上。这个间隔距离可以是固定不变的,例如每秒2次(2Hz)或每秒20次(20Hz);也可以是变化的,例如有时2Hz,有时20Hz,交替进行;或是以某一种特定的、不规则的节律来编码。由此可见,确定电刺激的频率或节律,是实施神经调控时最重要的决定因素。

在大鼠实验中(图1.6)已经发现,在穴位上施加2Hz的电刺激可以引起脑和脊髓中释放出大量脑啡肽和内啡肽,而100Hz的电刺激可以引起脊髓中释放出大量强啡肽;两者均有镇痛作用,但各具特点。而如果采用2Hz和100Hz交替的疏密波,则上述3种肽类物质可以同时释放出来,发挥协同(1+1的作用大于2)镇痛作用。研究者的任务,一是探讨脑内什么物质可以控制何种生理功能,二是用什么频率和强度的电刺激可以选择性地引起该脑区特定化学物质的生成和释放,最终为医学所用。如果说药物的处方至少要包括药物名称、每次用药剂量和使用方法,针刺疗法的处方则应该包括进针部位或皮肤电极的放置部位;手针的深度和运针的手法;如用电针,应该说明电刺激的频率、波宽和强度;每次使用的持续时间(一般为20~30min),每天或每周使用的次数(表1.1)。如不充分说明上述条件,就不能宣称是恰当地定义了针刺(包括电针、TEAS)疗法。

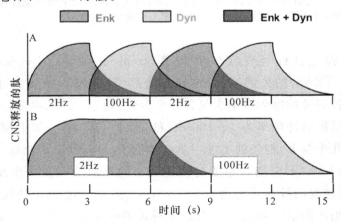

图1.6 在同一穴位上施加2Hz与100Hz交替的电刺激,分别引起脑啡肽(enkephalin,Enk)和强啡肽(dynorphin,Dyn)的释放,而两者的作用又有重叠,引起协同镇痛效应

表 1.1　针刺相关疗法的异同

	靶　标			刺激方式	
	穴位	周围神经	中枢神经	机械	电
针刺	＋			＋	
电针	＋	＋			＋
TEAS	＋	＋			＋
TENS		＋			＋
外周神经调控		＋			＋
中枢神经调控			＋		＋

TEAS：transcutaneous electrical acupoint stimulation 经皮穴位电刺激

TENS：transcutaneous electrical nerve stimulation 经皮神经电刺激

1.2.5　电针与 TEAS 设备的研制

如上所述，不论手针或电针，都要将针插入分布在 14 条经络上的"穴位"点，按照特定方向，达到一定深度；如果采用 TEAS 方法，则可把皮肤电极放置在体表的穴位上，使电流透过表皮刺激穴位区的神经，去除了扎针的操作步骤，大大简化了操作流程，有利于患者在医师指导下居家进行治疗，大幅度节约时间及医疗成本。从技术层面上看，经皮神经电刺激（transcutaneous electrical nerve stimulation，TENS）与 TEAS 极为相似，但从医学指导思想上考虑，两者有很大不同。

将电流施加于人体组织上，组织不是被动地接受刺激，而是会产生一定的反应，因此其电阻抗是会改变的，这种改变会反过来影响电流的数值，为此有必要了解刺激过程中电流变化的特性。特别是将电极放置于皮肤表面时，皮肤最外层角质层导电性很差，阻抗大，需要高的电压才能将其击穿，因此，TEAS 的仪器要求与电针仪的要求有很大不同。一般的"恒压"仪器难以完成任务，需要用"恒流"仪器，才能保证所用电流达到预定的数值。例如，电针仪发出 3V 的电刺激加在刺入穴位的电针手柄上，可以产生 3mA 电流，但同样的电刺激施加在皮肤表面就不足以产生 3mA 电流，而必须用恒流的 TEAS 仪器；后者启动时可以自动升压几倍或几十倍，才能克服阻抗，达到预定电流值。另一方面，由于阻抗随时间变化，一台"恒压"仪器发出的电流难以在预定波宽（例如 0.3ms）范围内保持一个恒定值，而是在示波器的荧屏上显示一个逐渐下降的斜坡，因此必须使用"恒流"的仪器，才能产生标准的矩形波（俗称

"方波"),以达到预期的效果。由于技术要求较高,恒流仪器的价格必然会高于恒压仪器。至于更多的自动化输出要求,此处不再详述。

电针仪或经皮电刺激仪器参数的确定,需要电子工程师、基础医学研究者和临床医师三方面的通力合作。以脉冲电刺激的频率而论,可以设计为从1Hz到100Hz自由可调,但临床医师面对各色各样的症状,使用这样的仪器,究竟选用什么频率为佳,似乎无从入手。经过基础研究发现,神经系统对外来脉冲刺激的应答,是按照刺激频率的对数值起反应的。如果将电刺激频率的对数值作为 X 轴,将阿片肽释放量作为 Y 轴,那么脑啡肽的释放随着刺激频率增加而减少,强啡肽的释放量随着刺激频率增加而加大。由此可将 2Hz 作为促进脑啡肽生成的优选点,100Hz 作为促进强啡肽生成的优选点。如果只能选用一种频率,那么 15Hz 就成为两种阿片肽的共用点,而 2Hz 和 100Hz 两种频率交替出现的疏密波就成为"熊掌和鱼两者兼得"的最佳方案(图1.7)。在这种思路指导下,医生只要试用三种频率(2Hz、15Hz、100Hz),就可以基本掌握各种频段的镇痛效果,看哪一种频率可以发挥最佳治疗效果,然后在此基础上加以细化。

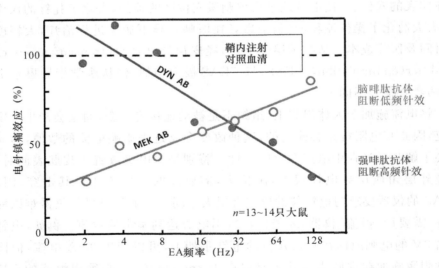

图 1.7　给大鼠脊髓蛛网膜下腔注射脑啡肽的抗体(AB),防止脑啡肽对其受体产生作用,则 2Hz 低频电针的镇痛效应大幅度降低,而 100Hz 以上高频电针的镇痛效果很少受到影响。反之,将强啡肽的抗体注入大鼠蛛网膜下腔,防止强啡肽对其受体产生作用,则 100Hz 以上高频电针的镇痛效应显著减弱,而 2Hz 低频电针的镇痛效果不受影响。这一结果提示:低频电针主要通过脑啡肽介导其镇痛效应,高频电针主要通过强啡肽实现其镇痛效应。如果应用 15Hz 或 30Hz 的电针,其镇痛效果既有脑啡肽的部分参与,也有强啡肽的部分参与

1）关于电针应用的时间（单次治疗持续若干时间）和频度（每周治疗次数）的选定也应有所规范

实验研究发现，如果刺激时间过长（例如同样参数的电刺激持续几小时，或一周中每天都治疗 1 次），其镇痛作用可能会逐渐减弱，正如连续注射吗啡，其镇痛效果会逐渐减弱一样。这种现象可以称之为"耐受"效应。发生耐受的原因很多，可能是受体数量逐渐减少，或激活了负反馈机制，例如由于脑啡肽等"阿片肽"分泌过多，激起其对立面"抗阿片肽"的生成，导致镇痛效果逐渐减弱。因此，电针仪每次开动时要设定一个自动关机时间（一般自动关机时间设定为 30min，但也可以设定为 60min 或 90min），否则刺激时间过长，可能会激活负反馈机制而影响疗效。

关于每周治疗次数，一般为每周 5 次（周末休息）或每周 3 次（隔天 1 次），也可以每周 1~2 次。选定的原则是：症状严重者刺激次数可以略多，例如每天 1~2 次。事实证明，对于药物依赖患者戒断症状严重者，每天治疗 3~4 次依然有效，并未发生耐受；而症状较轻者，隔天 1 次，或每周 1~2 次为宜。

2）关于针刺效果个体差异的问题

从图 1.4 可以看出，施加同样的针刺手法，有的动物痛阈升高 1 倍以上，有的升高不到 50%，这种个体差异是可以重复出现的，说明不同的个体其体质有所不同。但是这种"体质"的不同，具体表现在何处？值得探讨。

如果针刺引起镇痛作用主要是由于引起阿片肽的分泌，那么如果体内阿片肽含量不足，针刺效果肯定不会理想。

另一方面，体内有正面力量，往往就有反面力量来对抗，两者保持一个相对平衡。例如体内有交感神经系统，就有副交感神经系统作为对立面来保持平衡。脑内既然有"阿片肽"发挥镇痛作用，是否会有"抗阿片肽"来制衡呢？为此我们专门挑选针刺镇痛无效的动物，观察其脑内是否有较多的"抗阿片肽"。在研究过程中我们还发现一个现象是，正如注射吗啡过于频繁时其镇痛效果会逐渐减弱（发生吗啡耐受）一样，原来电针有效（镇痛）的动物，如果连续不断地给以电针，其镇痛效果也会逐渐减弱，我们将此现象命名为"电针耐受"。我们设想其可能的机制是：由于多次电针引起阿片肽分泌太多，导致其对立面"抗阿片肽"的生成，发挥制衡作用（虽然当时我们对于设想中的"抗阿片肽"的具体特征并无认识）。

为了验证上述设想，我们采用针刺镇痛无效的大鼠和多次电针引起"耐受"的大鼠,取其大脑制成匀浆,提取其有效成分,检测是否有"抗阿片肽"物质。结果发现,确实有一种分子量 1000 左右的成分在生物检测中具有非常明显的对抗阿片肽作用。经过多方论证,我们怀疑其为 8 个氨基酸组成的小肽"八肽胆囊收缩素"(CCK-8)。我们在此基础上进行了下列实验:给大鼠 15 Hz 电针刺激,连续 6h,测定大鼠的痛阈,发现电针初期存在显著的镇痛效果,但随着时间延长,镇痛效果逐渐降低,最终完全消失,而大鼠脑内 CCK-8 的含量则与时俱增。此时向大鼠脑室注射 CCK-8 的抗体,将脑内 CCK-8 的作用完全抵消,则原已消失的镇痛效果重新出现,而注射不含 CCK-8 抗体的对照血清则无此效果(图 1.8)[10]。

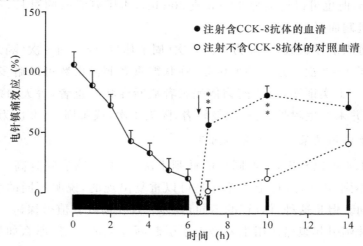

图 1.8 持续 6h 的电针刺激,导致大鼠镇痛效果逐渐减弱,发生"耐受"现象。此时向大鼠脑室注射 CCK-8 的抗体,抵消了脑内 CCK-8 的抗阿片肽效应,则电针镇痛作用重新出现

我们将阿片肽的镇痛作用与 CCK-8 的抗阿片肽作用看作是中枢神经系统调控个体痛觉敏感性的两条杠杆。阿片肽可以降低痛敏感性,而 CCK-8(通过抵消阿片肽的作用)则可提高痛敏感性,两种力量保持着一个动态平衡。降低痛敏的力量除了阿片肽,还有其他神经递质,例如 5-羟色胺、去甲肾上腺素等;提高痛敏的力量也不仅是 CCK-8,还有其他抗阿片肽物质,如痛敏素(Nociceptin)、血管紧张素Ⅱ(angiotensin Ⅱ,Ag Ⅱ)等。对每一个个体来说,这些复杂因素使个体痛敏的水平保持在一个相对的"常态"。易经的太极图(图 1.9)就代表着相互对立力量的相对平衡,针刺的作用可能是使失常的对立力量恢复到相对的平衡状态。

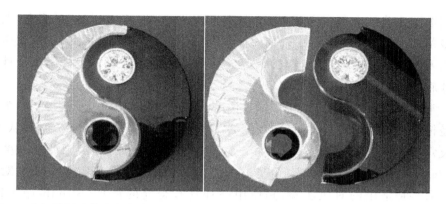

图 1.9　太极图提示体内存在着对立的因素,起着相互制约的作用。如果把阿片肽看作是镇痛物质的代表,则胆囊收缩素(CCK)可以被视为是抗镇痛物质的代表。一方温和增长,有利于达到一个新平衡点;如增长过快,可能会激活对立面而起制衡作用

当采用不同频率的电针对患者进行治疗时,对于每一条杠杆的撬动力实际上并不是均一的,可以随着患者当时精神和身体状态而不同。这就不难理解,针刺或电针的疗效会因人而异,因时而异。人体如此,动物实验也不例外。实验过程中除了严格控制动物种系、年龄、性别等条件,有人在做正式动物实验前,会先给动物进行一轮试验性电针,观察是否有镇痛效果;如见到电针无效的个体就将其排除在外,而专选电针有效的动物分析其作用机制。在这种特殊安排下,实验结果的波动性必然缩小,也不失为一种可供选择的方法。临床上有各种可供选择的疗法,应根据患者具体情况顺势而行,让每位患者作出最佳选择,这是医者的最高境界。

3)关于对照组设计的意义

基于患者对医师的高度信任,医师施加于患者的任何一种治疗方法都包含着给患者一种心理暗示:"这应该是对患者有益的最佳选择。"这种心理影响是普遍存在的。例如,医生和患者都熟知吗啡是一种公认的强效镇痛药物,具有明确的药理作用,但实际上科学实验已经证明,吗啡的疗效中有 1/3 是由心理暗示产生的。针刺疗法中也包含着心理暗示作用,甚至外科手术也不能例外。从临床上考虑,我们完全没有必要特意排除某种疗法的心理效应,但要从科学意义上确定一种疗法的实际效果时,有必要将心理暗示作用加以排除。

如前所述,决定针刺疗法的有效性,至少需要考虑两个重要成分:一是选择正确的部位(例如选哪条经? 哪个穴位?)扎针或贴电极;二是选用适宜的手法来捻针(提、插的深度和速度,捻转、弹拨的力度等),并在使用电针疗法时,

应该选用正确的电刺激参数（脉冲电流的频率、波宽、强度）等。理论上，上述诸多条件中只要改变了其中任何一项，都有可能改变疗效。因此，要排除所有干扰因素的对照实验是很难设计的，至今没有一种公认的方法可用于设计排除针刺心理效应的标准对照组。

常用的穴位对照组，是在目标穴位的旁开 1～2cm 取一个点进针，认为它已经偏离经络线，可以作为标准穴位的"无效对照点"。实际上多数学者认为，针灸穴位不是一个物理意义上的"点"，而是一个面积或区域，因此所谓旁开 1～2cm 进针，很可能仍然刺入了该穴的有效区域内，并非是完全无效的对照点。另一种常用的对照实验，是使用一种具有套筒的针具（Streitberger 针，1998），表面上是将针具弹压进入皮肤，实际上该针具缩入了套管内，只是针尖稍稍触及皮肤，而没有刺入皮肤。对于首次接受针刺治疗的患者，可能难以区分针尖是接触皮肤还是针体刺入皮肤，也难以分辨是否产生了特殊的"得气"感，但对于接受过真正针刺疗法的患者，是很难将两者混淆的。为此，在设计试验时常常提出"接受过真正的针刺疗法者，排除其入组"，以免其辨别出假针与真针的区别。此外，即使是针尖接触皮肤，这也是一种真实的刺激，必然有其生理、心理效应，而绝非等同于无刺激。特别是施加多根假针时，其产生的生理、心理效应决不能予以忽视。有文献报道，在对照实验中使用的假针多达10 枚；在这种情况下，要假设这 10 根针刺入皮肤是完全"无效"的，还值得商榷。

我们通过大量实验研究，发现了一种特殊的对照方法，简述如下：有一些疾病（例如患不孕症的妇女）必须用 2Hz 的低频电刺激才有疗效，而采用100Hz 的高频电刺激完全无效；另一情况是，脊髓受到损伤导致下肢肌肉痉挛的患者，只有 100Hz 电针有效，而 2Hz 的无效。在这种情况下，应用无效频率的那一组就成为一个非常理想的"对照组"，因为接受 2Hz 刺激和 100Hz 刺激的两组患者都感受到了真正的电刺激，并产生完全相同的心理效应。结果是，只有一种频率真正有效，其他频率无效。这就充分说明，该有效针刺或电针必然是通过一些特定的生理机制才发挥治疗效果。但这样的例子可遇而不可求，如果发生了，当然具有特别强的说服力。

还有一种方法可以作为对照，是将电针刺激的强度降低到 1/3（刚能感觉到），刺激时间减少到 1/3（刺激 10s，停止 20s），从而使刺激量降低到正常值的1/9。这也是一种非常严格而且可以定量的"最小刺激"方法。

关于针刺镇痛的实验研究的文献很多，现列出几篇总结性的论文[11—16]供参考。

1.3 针刺疗法临床应用案例

针刺疗法的临床应用十分广泛,联合国世界卫生组织(World Health Organization,WHO)认定至少有 43 种疾病或症状可以作为针刺疗法的适应证。将 SCI 论文进行检索,与针刺相关的文献有 40% 以上均与疼痛有关。从我国针刺现代研究而论,也是首先把针刺的镇痛作用作为针刺疗法的代表来开展的。本书在大幅度介绍针刺镇痛的基础上,简要举出若干例子,介绍其他临床应用研究的成就。

有必要说明,在介绍针刺(包括电针、TEAS 等)治疗方法时,并不意味着只能应用这一种方法单独治疗,它可以与药物、心理疗法等合并应用。相对于当前医学界的主流治疗方法是药物治疗或手术治疗,针刺则是一种非药物、非手术疗法,被认为属于"辅助和替代疗法"(complementary and alternative medicine,CAM)行列,可以与其他方法配合进行。特别是由电针演变而来的 TEAS 疗法,患者可以在医师指导下居家应用,不必每天到医院就诊;患者经过 1～2 周治疗后返回到医师诊所进行复查,这应该是一种可供选择的 CAM 解决方案。以下列举几例加以说明。

1.3.1 急性痛

1) 针刺辅助麻醉

"针刺麻醉"曾流行于 20 世纪 50 年代,当时认为可以用针刺来代替麻醉药品(完全不用麻醉药或减少麻醉药品使用量),达到麻醉效果,并提高术后恢复速度。最新的研究确认,应用针刺方法可以减少 15%～25% 麻醉药物用量,也能达到应有的麻醉效果,因此建议把"针刺麻醉"的名称改为"针刺辅助麻醉"或"针药结合麻醉"。减少麻醉药物用量的意义,不仅在于节约医疗费用,主要还是能减少麻醉药物的副作用,动员机体固有的抗痛能力和抗应激能力,顺利完成手术,并减少术后痛,加快术后恢复。

2) TEAS 代替针刺进行辅助麻醉的优选条件

手术前 30min 开始 TEAS 刺激。波形选择 2Hz/100Hz 交替的疏密波。通用穴位:上肢为一侧合谷/劳宫,下肢为另一侧的足三里/三阴交。电刺激强度取决于患者对电刺激的敏感性。预先测定上肢穴位的感觉阈值(开始感到微弱的刺激)为 4～5mA,则将穴位刺激的强度设定为 8～15mA;下肢穴位感觉阈值一般为 5~6mA,因此将穴位刺激的强度设为 10~20mA。但真正用于具体患者的电强度,应根据患者当时能接受的高限而定(患者本人感到舒服为准,如再加大电流就会不舒服)。对手术进行期间是否继续应用电刺激存在不同看法,但可以肯定的是,如手术时间超过 1h,最好停用。手术结束后的即刻、术后 3h、术后 6h 各应用一次电刺激,每次 30min,可以减少术后痛和恶心呕吐的发生率。以上规定是既有效又安全的方案。如果超过以上用量,有可能导致耐受,即镇痛效果不再提高,反而有所降低。

1.3.2　慢性疼痛

应用电针治疗慢性痛时,必须关注刺激频率的选择[17]:①神经病理性痛必须用 2Hz,不能用 100Hz;②中枢神经系统受损引起的肌肉痉挛痛必须用 100Hz,2Hz 无效。以上是两个特例。一般来说,2Hz 和 100Hz 交替的疏密波因有脑啡肽和强啡肽的协同作用,具有最好的镇痛效果,因此是最常用于镇痛的推荐方案。有的慢性腰背痛和骨关节痛患者往往含有一定成分的神经病理性痛,因此不宜掺杂 100Hz 高频成分,建议采用 2Hz/15Hz 交替的疏密波(含有脑啡肽和内啡肽成分,而不含强啡肽成分)较为妥当。具体如表 1.2 所示。

表 1.2　电针在治疗慢性痛的应用

慢性痛种类	频率(Hz)	穴位个数	每周治疗次数	时程(周)
骨与关节痛(LBP、OA)	2/100,2/15	4~8	3~5	2~4
神经病理性痛(PHN、DNP)	2	4	3~5	2~4
纤维肌肉痛(FMG)	2/15	12	3	4
肌肉痉挛痛(SP)	100	4	5	4

LBP:腰背痛;OA:骨关节痛;PHN:带状疱疹后痛;DNP:糖尿病痛

1.3.3　药物依赖(脱毒与防复吸)

人体内部有一种奖赏系统,来鼓励个体及时摄食,保证个体能量供应,并通过性活动繁衍后代。神经系统中的多巴胺和阿片样肽类物质(脑啡肽、内啡肽)是奖励系统的物质基础。另一方面,这个奖励系统是需要付出努力才能获取的,例如通过努力才能获取食物,通过劳动才能获得成就感。世界上有一种情况,不必劳动就能直接获得与脑啡肽相同的奖励,"不劳而获","坐享其成",这就是"吸毒"。人们从生活经验中得知,吸食吗啡类物质(阿片膏、吗啡、海洛因等)可以产生强烈的愉快感,而且来势凶猛,不是一般的"愉快",而是比愉快强大很多倍的飘飘欲仙的感觉,人们称之为"欣快"感。这时人们就会完全抛弃劳动,一味追求欣快。

"吸毒"的危害在于一旦开始吸毒,对毒品的渴求欲望(心瘾)就十分顽固,难以驱除,且日益加重,从而必须不断增加毒品的供应量,才能维持正常生活。一旦停药,就会出现戒断症状,十分痛苦,迫使吸毒者重新吸食毒品,称为"复吸"。如此循环往复,难逃家破人亡的结局。我们通过深入研究,发现强啡肽可以抑制戒断症状,而脑啡肽和内啡肽可以抑制对毒品的渴求欲望。我们还了解到,2 Hz 电针可以促使脑内生成脑啡肽和内啡肽,降低心瘾;100 Hz 电针可以促使脑内生成强啡肽,抑制戒断症状;而 2 Hz 和 100 Hz 交替的疏密波,可以促使以上三种阿片肽同时释放,发挥协同作用,是解除阿片肽成瘾最理想的治疗方法。大鼠动物实验和临床人体观察均得到同样效果。我们的成果获得国际认可,被收入国际经典教科书 Substance Abuse：A Comprehensive Textbook,编为专章,并获得国家奖。

关于针刺治疗吗啡/海洛因依赖的论文,现列出几篇[18—20]以供参考。我们也曾尝试应用 TEAS 降低吸烟的渴求欲[21],以及降低食欲,控制体重[22]。

1.3.4 孤独症

人或动物生活在集体中,互相交流,互相帮助,称为社交活动。人类还能发展出特有的语言功能,这是神经系统发育过程的一个高级阶段。人和动物脑内有几种化学成分能促进这种社交和语言功能,最著名的是两种 9 个氨基酸组成的肽类物质:催产素(oxytocin，OXT)和精氨酸加压素(argininevasopressin，AVP),被称为"社交因子"。这两种九肽的化学结构极为相似。在下丘脑有两个神经核团,被称为视上核和室旁核,可以生成这两种九肽。它们可以促进母子的亲昵关系,而亲密的母子关系又可促进这两种九肽的生成和分泌。有人做实验,在母鼠产子后不久,将幼鼠与母鼠分离一段时间重新放回。如果隔离时间较长,幼鼠的脑发育就会受到影响,产生类似孤独症的症状:与同伴交流活动减少,而无意义的刻板活动明显增加。

孤独症是 1943 年美国医生 Kanner 首先报道的一类发病于儿童时期的精神发育障碍性疾病。男孩发病明显多于女孩,比例约为 4∶1。孤独症的发病率增长极为迅速,以美国为例,从不足 1/1000,最近 10 年内增加到高于 1/100 (2014 年为 1/68，2015 年为 1/45)。中国尚无大数量统计,估计在 1/1000 到

1/100 之间（0.4％左右），全国患儿总数估计超过 $4×10^6$。目前该病尚无有效药物可以治疗。维思通（利培酮）对患儿的情绪睡眠等有一定的改善作用，但对语言社会交往等主要症状没有明显的改善作用，且长期服用会出现食欲过盛、体重增加和困倦等不良反应。有人将 OXT 喷射到鼻腔内，试图通过鼻黏膜吸收后直接入脑；据报道，这对社交行为有一定的暂时性的改善作用，但不持久。1996 年，首次有报道用针刺疗法治疗孤独症，总体有效率达到 65％；但因针刺有刺痛感，而且需每天去门诊治疗，交通费用、时间消耗等社会成本较高，难以推广。

根据上文所示，在特定穴位上施加适当频率的电刺激，可以激发脑内生成特定的化学物质。这一发现启发我们在动物实验和临床上去寻找适宜的穴位和适宜频率及强度的电刺激，观察其效果。在动物实验中得到的结果表明，电针可以促进大鼠下丘脑 OXT 和 AVP 的基因表达增加。临床实践结果表明，在患儿上肢的合谷穴和内关穴，以及下肢的足三里穴和三阴交穴上，施加特定频率的 TEAS，每周 5d，每天 1 次，每次 30min，持续 3 个月，患儿孤独症症状明显减轻，血液中 OXT 和 AVP 的含量也有明显变化，具有显著的统计学意义。这为治疗孤独症打开一条全新的道路[23]。

值得注意的是，孤独症患者的临床表现有很大差异，有的表现为冷漠和被动，有的表现为主动与人接触，只是行为方式比较怪异。经皮穴位电刺激治疗 3 个月的结果表明，冷漠型和被动型的患儿进步比较明显，治疗后社交活动和语言能力明显增加，血液中 OXT 和 AVP 含量的变化也比较明显；主动但怪异型患儿的治疗效果不明显。用先进的脑影像方法进行研究，也发现同样的规律。以上初步结果为进一步优化经皮穴位电刺激治疗提供了有益的线索。

1.3.5　辅助生育和弱精症治疗

不孕不育是年轻夫妇的常见疾病之一，目前其发病率已高达 10％以上。解决途径除了一般性内分泌调理外，辅助生育（俗称试管婴儿）是最有效的治疗方法，但其费用较高而成功率较低（国际水平为 30％左右），难达理想水准。Paulus 等 2002 年首先报道针刺治疗可以提高辅助生育成功率，但各家报道效果不稳定，可能与针刺手法参差不一且难以定量有关。我们在山东中医药大学生殖医学中心用韩氏治疗仪（HANS）行经皮穴位电刺激方法，试图提高辅助生育成功率。我们在选定的 8 个穴位（腹部 4 个，下肢 4 个）进行治疗，在受精卵植入前 24h 及植入后 30min 各进行一次 TEAS，对照组成功率为 29.3％，

TEAS 组为 50%,差别非常显著($P<0.01$)[24]。在此基础上,在北医三院、湘雅生殖中心等全国著名生殖中心的参与下,我们进行了多中心临床试验,不仅确认了上述初步观察结果,而且优选了最佳电刺激参数和最佳穴位,确认了孕妇最佳治疗年龄段,阐明了主要的作用原理,使韩氏仪辅助生育的治疗方法提高到一个全新的国际科学水平。

不孕不育的原因可能来自女方,但也可能来自男方,如属于后者,对女方实施经皮穴位电刺激治疗显然不能奏效。男方病因可能为少精症(精子数目过少)或弱精症(精子游动能力过弱),为此对男方进行韩氏仪治疗,发现经过 1 个月治疗,其精子游动能力大幅提高,但精子数量增加不明显;经过 2～3 个月治疗,精子数量也有明显的升高趋势。该项研究正在进行中。

参考文献

[1] Han JS, Terenius L. Neurochemical basis of acupuncture analgesia[J]. Annual Rev Pharmacol Toxicol,1982,22:193—220.

[2] NIH Consensus Development Conference on Acupuncture,1997.

[3] 韩济生. 美国国立卫生研究院举办针刺疗法听证会[J]. 生理科学进展,1998,29:93—94.

[4] Han JS. Acupuncture analgesia:Areas of consensus and controversies[J]. Pain,2011,152:S41—S48.

[5] 北京医学院针麻原理研究组.针刺人体某些穴位对皮肤痛阈的影响[J].中华医学杂志,1973,(3):152—157.

[6] Han JS, Zhou ZF, Xuan YT. Acupuncture has an analgesic effect in rabbits[J]. Pain,1983,15:83—91.

[7] Ren MF, Han JS. Rat tail flick acupuncture analgesia model[J]. Chinese Med J,1974,92:576—582.

[8] 张相桐.针刺镇痛的神经生理学基础[J].中国科学,1978,(4):465—475.

[9] Res Group Acup Analgesia, Peking Med Coll:The role of some neurotransmitters of brain in finger acupuncture analgesia[J]. Scientia Sinica,1974,17:112—130.

[10] Han JS, Ding XZ, Fan SG. Is cholecystokinin octapeptide(CCK-8)a candidate for endogenous anti-opioid substrate?[J]. Neuropeptides,1985,5:399—402.

[11] Han JS, Ho YS. Global trends and performance of acupuncture research[J]. Neurosci Biobehav Rev,2011,35:680—687.

[12] 韩济生,周保和,卢振初.中枢 5-羟色胺在针刺镇痛中的作用[J].中国科学,1978,5:579—588.

[13] Han JS. Acupuncture research is part of my life[J]. Pain Med，2009，10：611—618.

[14] Silva JRT，Silva ML，Prado WA. Analgesia induced by 2- or 100-Hz electroacupuncture in the rat tail-flick test depends on the activation of different descending pain inhibitory mechanisms[J]. J Pain，2011，12：51—60.

[15] Han JS. Acupuncture and endorphins[J]. Neurosc Lett，2004，361：258—261.

[16] Han JS. Acupuncture：Neuropeptide release produced by electrical stimulation of different frequencies[J]. Trends Neurosci，2003，26：17—22.

[17] Han JS. Acupuncture. In：Deer TR（ed. ）Comprehensive Treatment of Chronic Pain by Medical，Interventional，and Integrative Approaches[M]. Springer，2013：867—880.

[18] Han JS，Cui CL，Wu LZ. Acupuncture-related techniques for the treatment of opiate addiction：A case of translational medicine[J]. Front Med，2011，5：141—150.

[19] Cui CL，Wu LZ，Li YJ. Acupuncture for the treatment of drug addiction[J]. Int Rev Neurobiol，2013，111：235—256.

[20] Ma D，Han JS，Qiao QH，et al. Transcutaneous electrical acupoint stimulation for the treatment of withdrawal syndrome in heroin addicts[J]. Chinese J Pain Med，2014，20：696—703.

[21] Lambert C，Berlin I，Lee TL，Hee SW，Tan AS，Picard D，Han JS. A standard transcutaneous electric acupoint stimulation for relieving tobacco urges in dependent smokers[J]. Evid Based Compl Alternat Med，2011，2011：195714.

[22] Wang F，Tian DR，Han JS. Electroacupuncture in the treatment of obesity[J]. Neurochem Res，2008，33(10)：2023—2027.

[23] Zhang R，Jia MX，Zhang JS，et al. Transcutaneous electrical acupoint stimulation in children with autism and its impact on plasma levels of angiotensin-vasopressin and oxytocin：A prospective randomized placebo-controlled study[J]. Res Develop Disabil，2012，33：1136—1146.

[24] Zhang R，Feng XJ，Guan Q，et al. Increase of success rate for women undergoing embryo transfer by transcutaneous electrical acupoint stimulation：A prospective randomized placebo-controlled study[J]. Fertil Steril，2011，96(4)：912—916.

第 2 章 经皮穴位电刺激技术
应用于生殖医学时的使用要点

2.1 针刺及其相关技术应用于生殖医学中的研究进展

近年来,随着人们结婚以及生育年龄的普遍延后,加之环境污染,以及不良生活方式、疾病、心理压力等诸多因素影响,不孕不育症已成为世界性的医学问题与社会问题。据世界卫生组织(World Health Organization,WHO)统计,世界范围内不孕不育夫妇占已婚育龄夫妇的 $10\% \sim 15\%$,已成为人类第三大疾病。在我国,不孕不育患者数量已超过 4000 万人。调查显示我国不孕不育症发病率也在增加,据近期报道约为 9.3% [1]。不孕不育症作为一种特殊的疾病,不仅影响患者本身的生理健康,更对患者的心理造成巨大压力,导致抑郁、焦虑、情绪不稳定、幸福感下降,直接威胁到患者的婚姻与家庭,继而影响社会稳定。长此以往,这将降低出生率,加重社会老龄化,甚至影响到全人类的存亡。因此,WHO 呼吁全球应重视不孕不育症的发生,建议相关领域医学专家积极探索医治不孕不育症的有效手段。不孕不育症至今尚属疑难病症,其致病原因涉及生殖、内分泌、免疫、遗传、感染、心理、生活方式等诸多方面,其治疗手段也多种多样,涵盖了手术、药物、物理、心理疏导等方式。1978年,世界第一例试管婴儿诞生,宣告人类繁衍可以通过非性行为途径实现,证明人类辅助生殖技术(assisted reproductive technology,ART)可以为千万家庭带来欢乐。进入 21 世纪,ART 在药物促排卵、体外受精—胚胎移植(in vitro fertilization-embryo transfer,IVF-ET)及其衍生技术等方面不断取得突破。然而,胚胎移植(embryo transfer,ET)后的临床妊娠率始终在低水平 (40%) 徘徊,40 岁以上妇女的成功率仅 5% 。此外,卵巢早衰和少、弱精子症

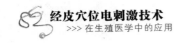

也为西医所棘手,为此迫切需要寻求更多提高生育力的方法。

传统医学中针灸治疗不孕症历史悠久、安全经济而又疗效确切。早在1997年,由美国国立卫生研究院(National Institutes of Health,NIH)在马里兰州总部召开的"针刺疗法听证会"(Consensus Conference on Acupuncture)上,韩济生教授与上海医科大学妇产医院俞瑾教授分别作了针刺镇痛与针刺促排卵的报告,向美国社会介绍针刺原理及其应用。现在,针刺技术已经在全球100多个国家得到应用,为千万患者带来健康。近年来,针刺与西方生殖医学结合进行干预的验证性研究越来越多,重新引起中国与国际其他国家对针刺及其相关技术的关注。生育障碍涉及多学科交叉,而针刺是一种维持机体内稳态的技术,对于生殖内分泌、免疫、器官神经调控、心理应激等方面均有促进作用。因此,针刺改善生育障碍有很好的理论基础[2]。

现代医学技术应用需要循证医学试验证明,因此,针刺及其相关技术在各生育障碍中的疗效验证和试验也在蓬勃开展。从 PubMed 上查询针刺(acupuncture)、电针(electro-acupuncture,EA)、经皮穴位电刺激(transcutaneous electrical acupoint stimulation,TEAS)三个关键词与不孕症(infertility),可获得文献 100 篇,其中符合随机对照临床试验(randomized controlled trial,RCT)的 73 篇。不孕症涉及多囊卵巢综合征(polycystic ovary syndrome,PCOS)[3-16]、少精子和弱精子[17-20]、卵巢功能低下[21-25]、试管婴儿促进胚胎着床[26-42]、促进排卵[43-46]、取卵镇痛[47-50]等多方面。本书后续有章节将详细介绍针刺在各种生殖障碍医治中的应用方法、效果与原理。本章仅对一般性针刺应用研究情况进行概括描述。

2.1.1 有效性

一种技术应用于临床疾病是否有效与多种因素有关,尤其是试验设计。而对于针刺这种应用技术,试验设计更加重要,会直接影响结论。

1)适应证选择。针刺技术产生疗效的基本原理在于其使偏离内稳态的功能得以恢复,因此,从某种意义讲,针刺对于健康的人群没有进一步提升的作用,而对存在功能性异常的患者才能产生效果,但如果是功能已经非常低且有器质性变化的患者,针刺的效果也非常有限。本研究团队在前期针刺改善胚胎移植后妊娠结局的探索性研究中发现,针刺对单纯男性原因(女性正常)来做试管婴儿的女性患者的效果差,对年轻(25 岁以下)患者效果也差。上述两点证明,针刺对于相对健康的人群的潜在疗效有限。研究结果还发现,针刺对不孕年限超过 10 年的患者(高难度不孕症患者)效果弱,证明其对早期功能失调的患者疗效最好,而对晚期复杂病因的患者疗效不良。

2)刺激部位选择。腧穴的选择主要根据病种、病机,再结合患者个体化辨证论治,总体以补肾、活血、养血为主。现代科学对于针刺刺激部位的认识,主要分为刺激生殖器官相关区域(如腹部、腰骶部)和其他部位(如四肢、头部)。针刺作用原理可以从中枢化学机制、局部神经调控机制等几方面考虑。对于神经内分泌紊乱导致的疾病,四肢穴位与腹部穴位刺激均有意义;对于子宫或者卵巢局部血流降低导致的不孕症,则腹部穴位刺激显得更为重要。因此,在这方面,中医与西医遵循的是共同规律。

3)刺激参数选择。对于手针,存在手法上的差别,如补法、泄法;对于电针与经皮穴位电刺激,存在刺激参数方面的选择。脉冲电刺激条件包括三个因素——频率、波宽、强度,频率与波宽均属于波形范畴,其中最重要的是频率因素[51]。无论手针还是电针,都是通过外周神经传入中枢或者外周器官,达到神经调控的目的。低频刺激可以通过交感神经反射性地引起血管扩张,增强器官血流;而高频刺激引起血管收缩,减少器官血流,因此,若打算改善生殖系统血流,低频为宜。

4)介入时机选择。尤其是针对西医常规治疗流程的疾病,存在介入时机的选择问题。如取卵镇痛,针刺后产生阿片肽样物质抑制患者疼痛感受,但是内源性阿片肽类镇痛物质的产生需要时间,浓度升高后维持时间也有限。因此,在术前 30min 介入直到手术结束,可以最好地发挥针刺的镇痛作用;如果介入时机过早,镇痛物质衰减,则会影响镇痛效果;如果介入时机过晚,则还来不及产生镇痛物质,亦影响镇痛效果。再如促进胚胎移植后妊娠,在胚胎移植当日介入效果最佳,如果过早或过晚,均有影响,这与胚胎移植期针刺促使内膜发生变化,在 3~4 日后给予胚胎着床期充足支持有关。因此,针刺介入时机要与机体生理变化、医疗处置流程紧密配合,方能显示最佳疗效。

5)疗程选择。疗程与不孕不育障碍类型有很大的关系。对于改变生理状况即可产生效果的类型(如胚胎移植、取卵镇痛),单次治疗就有疗效;而对于慢性的、产期的功能障碍,则需要更多时间,比如多囊卵巢综合征、卵巢功能低下、少或弱精子症,均需要 1~3 个月甚至更长时间的治疗。由于针刺产生的是一种生理效应,不是药物,因此,需要反复积累方能观察到效果。

6)对照组处置方法选择。对于针刺应用的临床研究,对照组的选择尤其重要,特别是不孕不育症患者中大多数存在心理压力,因而针刺的安慰剂效应是非常重要的一方面。对照组的选择有以下几种方式：①空白对照，在此条件下，产生阳性结果的论文较多；②安慰剂对照，又分为低刺激强度对照与非经非穴对照，此条件下，经常产生阴性结论。此两种对照设置的初衷是排除针刺的安慰剂效应，单纯观察生理效应，然而，现实情况下，这两种设置都非常困难。首先，低刺激强度尤其是刺激疗程很长的情况下，也会产生生理效应；而非经非穴的皮肤也存在神经末梢，同样能将针刺信号传递到中枢神经从而发挥中枢机制。因此，并不能说常用的这两种刺激方式是真正的安慰剂，而对于其他的安慰剂设置（不给刺激、不通电），患者又极易放弃，造成研究失败。因此，相对于药物研究，针刺研究的对照组设计始终是难点。

7）终点评价。近年来，生殖医学界的专家将活产率作为评价干预疗效的最重要指标，这是全方位考虑流产、活产等临床妊娠之外影响患者最终生育结果的进步。然而，活产受到多种因素影响，活产率没有变，不能代表此干预技术无效，毕竟任何一种技术都不能覆盖不孕不育症的各项环节，并且患者最终生育也是通过综合医疗处置与各项干预后产生的最终结果。因此，有些论文的结果为阴性，如 *The Journal of the American Medical Association* 近期一篇文章认为，针刺不能改变多囊卵巢综合征患者的妊娠结局，但这个结果是选定活产率为主要疗效指标而得出的，并不意味着针刺对于多囊卵巢综合征患者是无效的。相反，如果观察的是内分泌改善、排卵或者月经周期恢复情况，结论很可能是另外一种情况。

2.1.2　安全性

世界卫生组织（WHO）宣称，针刺的副作用为零，因此，又被称为是一种绿色疗法。从使用手段上讲，针刺需要将针体刺入穴位，带有一定的侵入性，在消毒设施简陋以及一次性针灸针尚未普及的年代，有极罕见的针头不洁导致的感染情况。此外，得气后的酸、麻、胀、重会引起部分患者产生恐惧情绪。而经皮穴位电刺激技术，采用电极片代替针体，贴在皮肤相应区域，通过电流环路刺激穴位下神经，同样产生针刺的疗效，但其操作简单，无创无痛，更受患者欢迎。在实际应用中，偶见被刺激皮肤区域红肿，这与局部皮肤出汗、毛孔闭塞有关。而生殖障碍性疾病的治疗牵扯到下一代的健康，患者更加关心与生育结局相关的不良反应。山东中医药大学抽调 3 年应用经皮穴位电刺激技术后数据（表 2.1 和表 2.2），显示针刺不增加流产率与出生缺陷率（畸形率）。

表 2.1 针刺对流产率的影响

年份	总流产率	针刺组	非针刺组
2013	19.94%（203/1018）	17.86%（85/476）	21.77%（118/542）
2014	21.96%（265/1207）	18.13%（103/568）	25.35%（162/639）
2015	18.01%（201/1116）	15.54%（74/476）	19.84%（127/640）

表 2.2 针刺对畸形率的影响

年份	总畸形率	针刺组	非针刺组
2013	0.3%（3/984）	0.22%（1/462）	0.38%（2/522）
2014	0.77%（9/1176）	0.56%（3/553）	0.96%（6/623）
2015	0.09%（1/1077）	0（0/459）	0.16%（1/618）

由此可见，在治疗不孕症期间，使用针刺及其相关技术是相对安全的。然而，对于怀孕后是否还能继续使用针刺，专家持保留态度，因人体部分穴位（如三阴交、合谷、血海）具有活血作用，如在孕期使用，可能会使子宫强烈收缩，造成胎儿流产。《铜人腧穴针灸图经》记载了针刺合谷、三阴交导致堕胎的医案，对后世产生很大影响。

综上所述，鉴于不孕症病因复杂，将针刺及其相关技术应用于生殖医学，需要分解病因，筛选适应证后，针对疗效目标，独立制订干预方案，并严格遵守疗程与干预强度，这样方可保证治疗效果。

本节参考文献

[1] Boivin J, Bunting L, Collins JA, et al. International estimates of infertility prevalence and treatment-seeking: Potential need and demand for infertility medical care[J]. Hum Reprod, 2007, 22(6):1506—1512.

[2] Anderson BJ, Rosenthal L. Acupuncture and IVF controversies[J]. Fertility and Sterility, 2007, 87(4):1000.

[3] Jo J, Lee YJ. Effectiveness of acupuncture in women with polycystic ovarian syndrome undergoing in vitro fertilisation or intracytoplasmic sperm injection: A systematic review and meta-analysis[J]. Acupuncture in Medicine: Journal of the British Medical Acupuncture Society, 2017, 35(3):162—170.

[4] Jo J, Lee YJ, Lee H. Acupuncture for polycystic ovarian syndrome: A systematic review and meta-analysis[J]. Medicine, 2017, 96(23):e7066.

[5] Johansson J, Stener-Victorin E. Polycystic ovary syndrome: Effect and mechanisms of acu-

puncture for ovulation induction[J/OL]. Evidence-Based Complementary and Alternative Medicine: eCAM, 2013,2013:762615.

[6] Lai MH, Ma HX, Yao H, et al. Effect of abdominal acupuncture therapy on the endocrine and metabolism in obesity-type polycystic ovarian syndrome patients[J]. Zhenci Yanjiu＝Acupuncture Research, 2010, 35(4):298—302.

[7] Leonhardt H, Hellstrom M, Gull B, et al. Serum anti-Mullerian hormone and ovarian morphology assessed by magnetic resonance imaging in response to acupuncture and exercise in women with polycystic ovary syndrome: Secondary analyses of a randomized controlled trial[J]. Acta Obstetricia et Gynecologica Scandinavica, 2015, 94(3):279—287.

[8] Li J, Ng EH, Stener-Victorin E, et al. Acupuncture treatment for insulin sensitivity of women with polycystic ovary syndrome and insulin resistance: a study protocol for a randomized controlled trial[J]. Trials, 2017, 18(1):115.

[9] Li J, Ng EH, Stener-Victorin E, et al. Comparison of acupuncture pretreatment followed by letrozole versus letrozole alone on live birth in anovulatory infertile women with polycystic ovary syndrome: A study protocol for a randomised controlled trial[J/OL]. BMJ Open, 2016, 6(10):e010955.

[10] Lim CE, Ng RW, Xu K, et al. Acupuncture for polycystic ovarian syndrome[DB/CD]. The Cochrane Database of Systematic Reviews, 2016, (5):CD007689.

[11] Lim CE, Wong WS. Current evidence of acupuncture on polycystic ovarian syndrome[J]. Gynecological Endocrinology: The Official Journal of the International Society of Gynecological Endocrinology, 2010, 26(6):473—478.

[12] Lim DC, Chen W, Cheng LN, et al. Acupuncture for polycystic ovarian syndrome[DB/CD]. The Cochrane Database of Systematic Reviews, 2011,(8):CD007689.

[13] 赵美兰, 梁瑞宁. 电针用于多囊卵巢综合征促排卵的随机单盲临床对照研究[J]. 实用中西医结合临床, 2014,14(8):66—68.

[14] 崔薇, 李静, 孙伟, 等. 电针干预对多囊卵巢综合征患者纺锤体及卵子质量的影响[J]. 上海针灸杂志, 2015,34(2):109—112.

[15] Wu LL, Yan Y. Advance in acupuncture treatment of polycystic ovarian syndrome[J]. Zhongguo Zhongxiyi Jiehe Zazhi＝Chinese Journal of Integrated Traditional and Western Medicine, 2015,35(3):379—384.

[16] Wu XK, Stener-Victorin E, Kuang HY, et al. Effect of acupuncture and clomiphene in Chinese women with polycystic ovary syndrome: A randomized clinical trial. Jama, 2017, 317(24): 2502—2514.

[17] 张元宝, 梁明, 张斌. 经皮穴位电刺激对弱精子症患者精子活力的影响[J]. 山东医药, 2012, 52(36):58—60.

[18] 金滋润, 柳博珩, 唐文豪, 邢国刚. 经皮穴位电刺激治疗弱精子症患者的临床研究. 中

华男科学杂志，2017，23(1)：73—77.

[19] 金滋润，柳博珩，蔡捷，邢国刚. 电针治疗大鼠弱精子症的实验研究. 针刺研究，2017，42(2)：114—118.

[20] Jerng UM, Jo JY, Lee S, et al. The effectiveness and safety of acupuncture for poor semen quality in infertile males：A systematic review and meta-analysis[J]. Asian Journal of Andrology，2014，16(6)：884—891.

[21] 姚娟，李九凤. 经皮穴位电刺激对卵巢低反应患者胚胎质量及妊娠结局相关影响分析[J]. 中国实用医药，2014，13(9)：155—156.

[22] 米慧，巩爱玲，孙伟，等. 经皮穴位电刺激治疗卵巢低反应 30 例疗效观察[J]. 山东中医药大学学报，2013，37(6)：495—496.

[23] 王波，陈琛，王亚男. 温肾养血冲剂联合经皮穴位电刺激治疗 IVF—ET 中卵巢低反应患者的临床疗效[J]. 中国性科学，2012，21(5)：32—35.

[24] 邱文喜，张小玉，林晓霞. 经皮穴位电刺激对卵巢低反应患者胚胎质量及妊娠结局影响的临床观察[J]. 中国性科学，2012，21(7)：22—24.

[25] Zheng Y, Feng X, Mi H. Effects of transcutaneous electrical acupoint stimulation on ovarian reserve of patients with diminished ovarian reserve in in vitro fertilization and embryo transfer cycles[J]. J Obstet Gynaecol Res.，2015，41(12)：1905—1911.

[26] Mommaerts JL, Devroey D. Acupuncture for IVF：Do not let needles stand in the way of empathy[J]. Fertility and Sterility，2012，97(5)：e26.

[27] Nandi A，Shah A，Gudi A，et al. Acupuncture in IVF：A review of current literature[J]. Journal of Obstetrics and Gynaecology：The Journal of the Institute of Obstetrics and Gynaecology，2014，34(7)：555—561.

[28] Nedeljkovic M，Bouzas-Ammann G，Zimmermann L，et al. Modalities of acupuncture treatments in assisted reproductive technology—a comparison of treatment practice in Swiss，German，and Austrian fertility centers with findings from randomized controlled trials. Forschende Komplementarmedizin，2013，20(2)：112—118(in German).

[29] Paulus WE，Zhang M，Strehler E，et al. Influence of acupuncture on the pregnancy rate in patients who undergo assisted reproduction therapy[J]. Fertility and Sterility，2002，77(4)：721—724.

[30] Rashidi BH，Tehrani ES，Hamedani NA，et al. Effects of acupuncture on the outcome of in vitro fertilisation and intracytoplasmic sperm injection in women with polycystic ovarian syndrome[J]. Acupuncture in Medicine：Journal of the British Medical Acupuncture Society，2013，31(2)：151—156.

[31] Renckens CN. RCT of real versus placebo acupuncture in IVF[J]. Human Reproduction，2009，24(5)：1237.

[32] Ricci G，Lo Bello L，Skerk K. RCT of real versus placebo acupuncture in IVF[J]. Hu-

man Reproduction，2009，24(7):1769—1770.

[33] Sator-Katzenschlager SM，Wolfler MM，Kozek-Langenecker SA，et al. Auricular electro-acupuncture as an additional perioperative analgesic method during oocyte aspiration in IVF treatment[J]. Human Reproduction 2006，21(8):2114—2120.

[34] Smith CA，Grant S，Lyttleton J，et al. Using a Delphi consensus process to develop an acupuncture treatment protocol by consensus for women undergoing Assisted Reproductive Technology (ART) treatment[J]. BMC Complementary and Alternative Medicine，2012，12:88.

[35] So EW，Ng EH，Wong YY，et al. A randomized double blind comparison of real and pla-cebo acupuncture in IVF treatment[J]. Human Reproduction，2009，24(2):341—348.

ndrome：A randomized clinical trial[J]. Jama，2017，317(24):2502—2514.

[36] Zhang R，Feng XJ，Guan Q，et al. Increase of success rate for women undergoing embryo transfer by transcutaneous electrical acupoint stimulation：A prospective randomized place-bo-controlled study[J]. Fertility and Sterility，2011，96(4):912—916.

[37] 崔薇,孙伟,刘莉莉,等. 电针干预对体外受精—胚胎移植患者的作用研究[J]. 中国妇幼保健，2007，22(24):3403—3405.

[38] 刘红梅，何燕妮，邢福祺. 子宫内膜血流灌注在评价子宫内膜容受性中的作用[J]. 中国医学影像学，2012，20(4): 282—285.

[39] 冯雪花. 经皮穴位电刺激对冻融胚胎移植患者子宫内膜容受性影响的临床研究及初步机制探讨[D]. 山东：山东中医药大学，2013.

[40] 张明敏、黄光英、陆付耳，等. 针刺对胚胎移植怀孕率的影响及其机理：随机、安慰对照研究[J]. 中国针灸，2003，23(1):3—5.

[41] 冯晓军. 经皮穴位电刺激对行体外受精胚胎移植患者妊娠结局的影响及初步机制研究[D]. 山东：山东中医药大学，2011.

[42] 李玉，冯晓军，孙伟，等. 经皮穴位电刺激改善冻融胚胎移植周期患者子宫内膜容受性的临床研究[J]. 现代中医，2012，32(3):12—15.

[43] 许小凤，顾颖，顾灵. 中医药干预在女性不孕症促排卵治疗中的优势探析[J]. 中华中医药学刊，2012，30(3):467—468.

[44] 马瑞芬、陆海娟、陆金霞，等. 针刺促排卵与血 FSH、LH、E_2 的关系[J]. 浙江中西医结合杂志，2006，16(11):711—712.

[45] 米慧,孙伟,王宇,冯雪花,李玉. 经皮穴位电刺激治疗排卵障碍性不孕症 113 例临床观察[J]. 河北中医，2014，36(5): 727—728.

[46] 金丽华，张贺彬，李爱萍，等. 电针治疗未破裂卵泡黄素化综合征的临床研究[J]. 浙江中医杂志，2014，49(1): 56—57.

[47] Kwan I，Bhattacharya S，Knox F，et al. Pain relief for women undergoing oocyte retrieval for assisted reproduction[J]. Cochrane Database Syst Rev，2013，31(1):CD004829.

[48] Stener-Victorin E，Waldenstrom U，Nilsson L，et al. A prospective randomized study of electro-acupuncture versus alfentanil as anaesthesia during oocyte aspiration in in-vitro fertilization[J]. Hum Reprod，1999，14(10)：2480—2484.

[49] Zhang J，Wang X，Lu R. Analgesic effect of acupuncture at hegu (LI 4) on transvaginal oocyte retrieval with ultrasonography[J]. J Tradit Chin Med，2013，33(3)：294—297.

[50] Lee S，Lee MS，Choi DH，et al. Electroacupuncture on PC6 prevents opioid-induced nausea and vomiting after laparoscopic surgery[J]. Chin J Integr Med，2013，19(4)：277—281.

[51] Han JS. Acupuncture：Neuropeptide release produced by electrical stimulation of identified frequencies[J]. Trends Neurosc，2003，26：17—22.

2.2 中医选穴等问题的理论基础

腧穴理论是针灸学的重要组成部分，是针灸临床获取疗效的关键环节之一。千百年来，腧穴理论不仅指导着中医各科的临床实践，而且是祛病、保健养生的重要依据。腧穴不是一般的皮肉筋骨，而是有"神气"游行出入的部位，是经络之气出入渗灌之所以及脉气所发之处。腧穴与经络紧密相连；经络又连接着脏腑，因此腧穴—经络—脏腑三者间相互联系、不可分割。

腧穴的形成与发展经历了一个从无到有，从少到多，从无定位到有定位，从定位到定名，从定位定名到归属经络、系统分类的漫长历史过程。正如邱茂良教授所言，任何学说都不是一蹴而就、突然地被创造出来的，它必然有一个从发生到发展的过程。腧穴的形成也不例外[1]。

祖国医学认为，肾为先天之本，主藏精，并且与生殖密切相关。月经的产生及其周期性有赖于肾气充盛、天癸所至、任通冲盛，且与督脉和带脉的调节、气血的充沛、脏腑的供养、十二经络的通调等因素密切相关。中医认为，月经产生过程遵循"肾—天癸—冲任—胞宫"的作用机制。首先，月经产生的主导和决定因素是"肾气盛"，肾气充盛则先天之精可以化生天癸。天癸按时而至，则"月事以时下"；天癸衰竭则"地道不通"、经水枯竭，这表明天癸是促成月经产生的重要物质。正常生理机能的情况下，天癸通达于冲任二脉，冲任二脉在天癸的作用下各司其职，使气血津液充沛、血海盛满、血溢胞宫，则月经来潮。"肾—天癸—冲任—胞宫"生殖轴机能的正常，确保了月经的正常产生，任何一个环节出现异常，均会影响到月经的功能。《血证论》云"故行经也，必天癸之水至胞中，而后冲任之血应之，亦至胞中，于是月事乃下"，这也强调了天癸的激发对月经来潮的重要作用。王烨等[2]详细论述了天癸对于月经周期的生理变化的作用。肾精是机体生命的根本,其可化生天癸。若肾气充盛,天癸则蓄极而泌;天癸的节律性正常,则月经的周期性正常,因而具有生殖能力。若肾气不足,天癸衰竭,女子绝经,生殖能力也逐渐减退甚至消失。中医之"肾—天癸—冲任—胞宫"生殖轴与西医"下丘脑—垂体—性腺"轴极为相似。

针对祖国医学对"肾—天癸—冲任—胞宫"的认识,临床上对不孕症的取穴主要有以下原则:局部取穴和远端取穴相结合(即分为近取和远取两种)、辨证(经)取穴和辨病取穴相结合、经验取穴和实验取穴相结合等。总结临床取穴原则如下。

2.2.1　循经取穴原则

1)多取任脉穴。《灵枢·五音五味》云任脉"起于胞中";杨玄操注《难经》曰:"任者妊也,此是人之生养之本。"因此,任脉主胞胎和生殖功能,可治不孕症。常用穴为中极、关元、石门、神阙、阴交、曲骨。

2)常取足三阴经穴。足三阴经循行经小腹,通过中极、关元的交会关系,与任脉相连;肾脏产生的物质"天癸",与生殖功能相关;肝经循行环阴器,因此足三阴经也与人之生殖功能相关。常用穴为涌泉、然谷、照海、三阴交、商丘、阴廉。

3)选取膀胱经穴。《素问·长刺节论》曰"迫藏刺背",即刺激膀胱经的背部穴可治内脏病。现代解剖学分析,腰1-2发出的交感神经下行分成卵巢神经丛和骶前神经丛,而骶2-4发出的副交感神经加入骨盆神经丛,这些神经丛支配影响盆腔内生殖器的活动,因此,取腰骶部穴可治疗本证。常用穴为肾俞、白环俞、上髎。

2.2.2　局部取穴原则

1)多取小腹部穴。因为子宫、卵巢等生殖器官均位于小腹,故治疗本证局部取穴多取该部穴。常用穴为该部之任脉穴,如《医心方》载"治无子法:灸中极穴"。古人也取小腹部的非任脉穴及经外奇穴,如《千金要方》曰"妇人绝嗣不生,灸气门穴,在关元旁三寸,各百壮";《针灸大成》云"子宫:二穴,在中极两旁各开三寸,针二寸,灸二七壮,治妇人久无子嗣"。

2)常取下肢足三阴经穴。本证多取足三阴经穴,常用穴位是三阴交、涌泉等,如《医学入门》载三阴交主"妇人月水不调,久不成孕";《类经图翼》语"阴廉:若经不调未有孕者,灸三壮即有子";《神应经》言"绝子:商丘、中极"。

　　3)选取腰骶部穴。腰骶部穴可治疗本证,因此腰骶部穴较多,其中以肾俞穴最为常用,如《医学入门》载肾俞"主诸虚,令人有子"。其他较常用穴有上髎、白环俞、命门等。

2.2.3　辨证取穴特点

　　文献中关于本病有一些记载含辨证内容,涉及四个类型,即寒证、虚证、气逆证、血瘀证,而明确的热证记载则未被找到,可见古人用针灸治疗的不孕症,就寒热而言,以寒证为多,热证为少。同时,在关于本病的文献中,未发现刺血疗法的记载,这从另一个侧面显示,本证的虚寒型较多,实热型较少。上述四个类型中各型的取穴,均与上述本证的总体取穴特点一致,即多取小腹部穴,也考虑取下肢足三阴经穴及背腧穴,似无各自明显的特异性。对于寒证与虚证,则有使用灸法的倾向。

　　我们应根据不孕病机的不同,选择相应穴位。1)卵巢功能低下:以肾虚冲任不调、气血不畅为基本病机,故以补肾活血、调理冲任为基本治法,再结合十二经脉气血流注时间,选取其主要治疗穴位:①养胃健脾,益气活血,取关元、天枢、中极;②活血养心,疏肝理气调经,取子宫、三阴交;③温肾和血,填精益髓,取肾俞、命门、腰阳关。2)促进胚胎着床:以补肾养血、调和冲任为治疗大法,移植前需活血通络,取归来、子宫、血海、地机;移植后以健脾补肾、益气安神为原则,取中脘、关元、足三里、太溪、肾俞。3)促排卵治疗:根据"虚则补之,满则泻之,宛陈则除之"原则,以补肾疏肝活血、调理冲任为治疗大法,取天枢、关元、中极、子宫、三阴交。4)对于男性少、弱精:祖国医学认为这是肾气亏虚、脾胃虚弱、湿热滋扰所致,根据"虚则补之"的原则,补后天以养先天,以补肾填精为治疗大法,取肾俞、关元、会阴、足三里。

　　现代临床治疗本病也取小腹部穴、下肢足三阴经穴和腰骶部穴,如俞瑾等[3]以电针促排卵,取关元、中极、子宫、三阴交等穴;陈德永[4]治疗不排卵,在三阴交处埋羊肠线;而王大生和张翠美[5]总结出近年来针灸治疗不孕症的常用穴位是中极、关元、气海、归来、大赫、气穴、子宫、足三里、三阴交、血海、太冲、肾俞等。上述研究中所取穴位与古代所取穴位大体吻合。由此可见,古人的取穴经验已被当今临床所继承。汤海霞和施亚平[6]从患者基础体温(basic baby temperature,BBT)上升第 2 天开始,针刺关元、气海、三阴交、足三里,连续 8～10d,3 个月经周期为 1 个疗程;治疗后患者的 BBT 明显改善,血清黄体酮(P)、雌二醇(E_2)水平显著升高($P<0.01$),血催乳素(prolactin,PRL)水平

显著下降（$P<0.01$），提示针刺治疗可以调节下丘脑—垂体—卵巢子宫轴的功能，从而达到补肾助阳、调养冲任、暖宫种子的目的。杨洪伟和黄雪颜[7]针刺关元、三阴交、大赫、肾俞、次髎、足三里，随症加减，每星期 2 次；结果显示，针刺组治疗后总有效率高于单纯克罗米芬（clomiphene citrate，CC）药物治疗组（$P<0.05$）。刘丽等[8]针刺关元、大赫、中极、肾俞、次髎、商丘、三阴交、足三里，随症加减，同时配合中药治疗，每周治疗 3 次，3 个月经周期为 1 个疗程。治疗后，患者总有效率达 90%，E_2、P 水平以及 BBT 情况、优势卵泡最大直径和子宫内膜厚度均有所改善（$P<0.05$），提示针药并用具有调经、促进卵泡发育和提高黄体功能，对治疗黄体功能不全（LPD）不孕症和早期自然流产起到关键作用。

腧穴是脏腑经络气血的输注点，又是疾病的反应点和治疗点，可以通调气血从而达到"通"的状态，改善病症，达到治疗疾病的目的。总之，利用腧穴进行治疗，根据病症需要，依据远部取穴、随症取穴或诸痛取阿是原则，临症运用常能取得事半功倍的效果。对于我们的妇科疾病则要同中医辨证论治相结合，才能提高针灸的疗效。

传统中医理论源远流长，既有早期奠基中医基础理论的《黄帝内经》《难经》《伤寒论》等经典，也有《黄帝外经》等早已散失的经典名著。后世清代名医陈士铎托名黄帝传出一本《外经微言》，不论其考古文献是否为失传的《黄帝外经》，但就其理论和文意的论述来说，绝对是补充《黄帝内经》中医理论的一本不可或缺的经典。《外经微言》里有多篇文章对不孕不育的治疗理论进行了详细论述。如《回天生育篇》开篇"雷公问曰：人生子嗣，天命也，岂尽非人事乎？岐伯曰：天命居半，人事居半也……天不可回，人事则可尽也"，提出不孕不育是可以通过传统针灸及按跷和导引方法解决的，而后通篇亦是对天人相应的论述和理论的详解。虽然有很多医书载有治疗不孕不育的方法，但是如此系统的理论论述则很少见。近年来，随着医疗经验的不断积累，人们逐渐发现针刺对不孕不育的治疗十分有效，尤其是针对卵巢早衰和子宫内膜容受性差的患者。

特定穴是指十四经穴中具有特殊治疗作用，并具有特定称号的一类腧穴，包括位于肘膝关节以下的五腧穴、原穴、络穴、郄穴、八脉交会穴、下合穴，位于躯干部的俞穴、募穴，以及分布于周身的八会穴、交会穴等十大类。特定穴是针灸临床最常用的腧穴，它们不仅能治疗颈、肩、腰、腿痛等病症，而且体内脏腑发生病变时，也多取相关的原穴、背俞穴、募穴、下合穴、络穴等。

1）脏病选原、俞

原穴是脏腑原气经过和留止的部位，大多分布在四肢腕踝关节附近。原穴最早见于《灵枢·九针十二原》，篇中记载了五脏原穴及肓之原穴、膏之原穴，即肺原太渊、心包原大陵、肝原太冲、肾原太溪、脾原太白、肓之原脖胦、膏之原鸠尾。其他脏腑的原穴在《灵枢·本输》和《针灸甲乙经》中补齐。原穴能反应脏腑的功能活动及其病理变化，据此可诊断相关脏腑的病变。正如《灵枢·九针十二原》[9]中所说："十二原者，五脏之所以禀三百六十五节气味也。五脏有疾也，应出十二原，而原各有所出，明知其原，睹其应，而知五脏之害矣。"当某一脏腑发生病变时，其相应的原穴处往往会有明显的压痛，甚至出现结节等病理改变。

针灸治疗五脏病变时，也多取其原穴，施以一定的补泻手法，通过经络的传导作用，调节脏腑的生理功能，从而达到治疗疾病的目的。《灵枢·九针十二原》[10]也认为："五脏有疾，当取之十二原。"

俞穴是脏腑经气输注于背腰部的腧穴，因其都分布在足太阳膀胱经背腰部的第一侧线上，因而又被称为背俞穴。《灵枢·背腧》中首先记载了五脏俞穴的名称和位置，而其脏腑的背俞穴在《脉经》和《针灸甲乙经》中补齐。与原穴一样，背俞穴也能反应相关脏腑的功能活动及其病理变化。脏腑发生病变时，在其背俞穴上也可见压痛、硬结等病理改变。

阴阳学说中，脏腑分阴阳，藏而不泄的五脏属阴，泄而不藏的六腑属阳；胸背分阴阳，则背为阳，胸为阴。在"阴病行阳"及"阴病治阳"的经旨下，治疗脏病时，多取其背俞穴。

临床上郄穴多用于治疗急性病。郄穴亦有诊断作用，当某脏腑有病变时，可按压郄穴进行检查。如足太阴脾经的郄穴——地机，亦是临床治疗妇科及不孕不育疾病的常用穴。地机，《甲乙经》卷十一"溏瘕，腹中痛，脏痹地机主之"，主治腹痛、月经不调、痛经、腰疼等；《甲乙经》"在膝下五寸"，有健脾渗湿调经止带的作用。地机穴位于小腿内侧，阴陵泉与三阴交的连线上。阴陵泉下3寸，为足太阴脾经之郄穴，其主治病症有肝脾不和之腹痛、泄泻、水肿、痛经等，应用极为广泛。针刺地机取效的关键，在于以下两方面：①针刺之法，其关键是一个"气"字，"气"至而有效，《灵枢·终始篇》说，"凡刺之道，气调而止"，地机，善调脾经之气，消除本经循行部位的壅遏之气，使之通则不痛；②注意配穴的使用，以循经取穴为原则，不失其经，才能激发失调的经气，使经气进入病所。

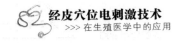

2）腑病取募、合（下合穴）

募穴是脏腑经气输注于胸腹部的腧穴。因大多数募穴分布于腹部，故也称之为腹募穴。募穴始见于《素问·奇病论》，但其名称和位置则是在《脉经》和《针灸甲乙经》中明确的。

六腑"传化物而不藏"，以动为主，故属阳。按照"阳病治阴"的治疗原则，六腑的病变多取位于胸腹部的募穴，以从阴引阳，从而达到"阴平阳秘，精神乃治"的治疗目的。

天枢穴是足阳明胃经的腧穴，为大肠的募穴，乃人体要穴之一，《甲乙经》和《针灸大成》均有用天枢穴治疗妇科疾病的记载。天枢穴定位和刺灸法本穴始见《针灸甲乙经》，别名为"长溪、谷门"，其定位在"去肓俞一寸五分，侠脐两旁各二寸陷者中"[11]。取本穴时要采取仰卧位，在脐中心旁2寸取之。

天枢穴能治疗妇科疾病有其内在的机理。张子和曰："十二经与奇经七脉，皆上下周流，唯带脉起于少腹之侧，季胁之下，环身一周，络腰而过，如束带之状，而冲、任二脉，循腹胁，夹脐旁，传流于气冲，属于带脉，络于督脉。冲、任、督三脉，同起而异行，一源而三岐，皆络带脉。"《素问·痿论》中说："阳明者，五脏六腑之海，主润宗筋，宗筋主束骨而利机关也。冲脉者，经脉之海也，主渗灌溪谷，与阳明合于宗筋。阳明宗筋之会，会于气街，而阳明为之长，皆属于带脉，而络于督脉，故阳明虚，则宗筋纵，带脉不引，故足痿不用也。"阳明经本为多气多血之经，带脉之环身一周必与阳明交会，而天枢恰在此处，后天之精气于此可通过带脉与冲、任、督等其他经脉交通。许多妇科疾病在脏与胞宫、肝、脾、肾相关，在经与冲、任、督、带直接相关，而后天气血的充盈与调节也十分重要，故天枢穴正是发挥作用的要点。天枢穴处于带脉循行的部位上，具有交通先后天的作用，与冲、任、督有较为直接的联系。使上下通行的多个经脉，虚者得其充盈，实者使之疏利，最终实现气血冲和流畅，故在治疗不孕不育和多种妇科疾病中收到良好的疗效。

中极穴为膀胱之募穴，又是足少阴肾经、足太阴脾经、足厥阴肝经与任脉的交会穴，主治小腹、肝、肾及前阴等疾患，主治疾病有生殖器疾病、泌尿疾病、尿频、尿急、生理病、生理不顺、精力不济、冷感症等。此穴位为人体任脉上的主要穴位之一。此穴配大赫、肾俞、阴交、三阴交、次髎，治阳痿、早泄、遗精、白浊、月经不调、痛经、崩漏、产后恶露不止、胞衣不下、阴挺等（肾气虚型）；配阴谷、气海、肾俞，治遗溺不止；配大敦、关元、三阴交，治疝气偏坠；配水分、三焦俞、三阴交、气海、委阳，治水肿；中极透曲骨，配三阴交、地机，治产后或术后尿潴留；中极透曲骨，配气海、膻中、足三里，治尿潴留（老年人气虚）。

下合穴，又称六腑下合穴，是六腑之气下合于足三阳经上的六个腧穴，即指"胃合于三里（足三里穴），大肠合于巨虚上廉（上巨虚穴），小肠合于巨虚下廉（下巨虚穴），三焦合入于委阳，膀胱合入于委中央（委中），胆合入于阳陵泉"[12]。六腑发生病变时，可在相应的下合穴处出现压痛等阳性反应，甚至有的下合穴的阳性反应早于临床症状而出现，例如足三里穴。足三里出自《灵枢·本输》，别名下陵、鬼邪，为足阳明经合穴、胃下合穴。它位于小腿前外侧，当犊鼻下 3 寸，距胫骨前嵴一横指；解剖局部有皮肤、皮下组织、胫骨前肌、趾长伸肌、小腿骨间膜、胫骨后肌[13]，浅层分布有腓肠外侧皮神经，深层分布有腓深神经肌支、胫前动脉，小腿骨间膜深面有胫神经、胫后动静脉分支或属支。

3）主客原络配穴，偶刺俞募配穴

络穴是络脉从本经别出处的一个重要腧穴，因十二络脉都走向相表里的经脉，以加强表里两经之间的联系，因而有"一络通二经"之说。治疗脏腑病变，也常用原络相配。明代杨继洲在《针灸大成·十二经治症主客原络》篇中，详细记载原、络穴的配伍及其主治病症，指出取所病之脏腑的原穴（主），配相表里经脉的络穴，治疗该脏腑的病症。临床以俞、募相配治疗脏腑病症的成功案例不胜枚举，如以膀胱俞配中极，治疗小便不利；以胆俞配日月，治疗胆绞痛；以肝俞配期门，治疗胁痛、黄疸；以心包俞配膻中，治疗心绞痛等。以特定穴治疗脏腑病症，只要辨证正确，取穴得当，配伍适宜，每每能取得理想的效果。同时，许多常用穴被用来治疗不孕不育症。

不孕症现有原发性不孕和继发性不孕之分，前者古称"全无子"，多属元阳不足，禀赋本虚之体；后者古称"断绪"，多属肝肾亏虚，冲任损伤之变。原发性不孕症是指成年女子从长大成人以来没有怀过孕或者没有生过孩子；继发性不孕症是指怀过孕或者生过孩子以后因为某些病症而出现的不孕症。传统医学历朝历代不乏探究不孕症的医学大师，他们在长期的临床实践中的辨证施治为后世医学积累了大量的宝贵经验，但是在现代医学中，利用传统医学治疗不孕症还缺乏临床实践经验。因此，研究近代中医治疗不孕症的文献，有助于我们了解中医对医治不孕症的发展过程。传统医学在治病用药的过程中，当先辨证施治。不孕症的中医治疗，也和其他疾病一样，当先辨其虚实，虚者宜温补肝肾，调养冲任，以培其根基；实者宜健脾除湿，或疏肝理气，或活血化瘀。针对病情，用适当的穴位治疗。

针灸疗法在传统医学中占有举足轻重的地位；针灸疗法效果显著，尤其是在妇科疾病领域有着非常明显的疗效。1985 年前后,针刺治疗女性生殖系统疾病在西方医学中的地位得以确立,该成果现已被国际学术界所公认。公元前 11 世纪,我国《周易集解·卷十一》首先提出了不孕症的命名以及时间界定。《易经·交辞》一书中提到妇女怀孕但不能生育和妇女长期不能怀孕的例子。《妇人大全良方》提出了重奇经,阐发冲任二脉在治疗妇科疾病中的重要作用。冲、任、督、带四脉皆属奇经,胞宫为奇恒之腑。冲脉、任脉、督脉三条经脉起源于子宫,子宫通过冲、任、督三脉,与带脉其他经脉都相互有关联,因此子宫的生理功能主要与冲脉、任脉、督脉、带脉四脉有关,特别是冲脉和任脉。冲脉控制着各个经脉的气血,人体经脉的气血都归冲脉领导,传统医学称冲脉是十二条经脉的泉源,血液的泉源。任脉领导着全身的阴性经脉,是阴性经脉的泉源。

在病因、病机方面,大多数医家认为排卵期是阴转阳、精化气的一个生理转折期,需要有阳气的推动转化,阳气内动、气血流畅方可排出卵子[14]。血瘀、肝失疏泄、痰湿、血虚、肾脏亏虚等原因引起的脏腑功能失调、气血失调或冲脉、任脉、督脉、带脉功能失常,都可以导致子宫的生理功能受到损伤而难以受精怀孕。很多专家学者认为[15],肾脏虚弱、肝气郁滞、血液瘀塞、痰浊堵塞是导致排卵障碍的相关因素,其中,肾脏虚弱是不孕症发病的关键所在,气滞、血瘀、痰浊是病理的表现特征。传统医学认为,肾是先天之本,元气的根源,肾主储藏精气,主管人体的生长发育,繁殖生育,是天癸物质生化的源泉所在,对女性的天癸物质、冲脉、任脉和子宫的和谐稳定具有非常重要的作用。肝主要储藏血液,是"血的海洋",肝脏内血液充足,那么冲脉就会旺盛溢满,月经能够按时来潮。另外,肝脏主管疏通、调畅全身气机,气血协调通畅,冲脉和任脉得到它们的协助,气血充沛,经脉通畅,卵子才能顺畅地排出,与精子相合形成胚胎以致怀孕。所以说,女性生殖功能的健康与肝肾功能关系非常密切。很多专家学者分析认为,肾脏虚弱、肝失疏泄是排卵障碍性不孕症的主要病因,并且还可以引发其他疾病。

下面介绍几个常用的治疗妇科疾病和不孕症经验选穴。

子宫穴是治疗妇科疾病的经验要穴,临床运用广泛。一般认为子宫穴的位置在中极旁开 3 寸,但与古籍中记载的位置不符。这里以《千金翼方》所提的"中极旁开一点五寸"为子宫Ⅱ穴,以"中极旁开三寸"为子宫Ⅰ穴,查阅中医文献,探讨子宫穴的位置。子宫穴的雏形最早见于《千金翼方》,书中《卷二十六·妇人第二》记载"胞下垂,注阴下,灸夹玉泉三寸,随年壮三报之"。玉泉即为中极穴，"夹"意为在两者之间，取"夹缝"、"夹道"之意。同在《千金翼方》记载的与"夹"定位有关的脸穴就有不少，如"天枢去育俞一寸半，夹脐各两寸陷中"，"玉枕在络却后七分半，夹脑户旁一寸三分，起枕骨上，入发际三寸"，"禾命直鼻孔下，夹水沟旁五分"等。所以书中记载的子宫穴位置为与中极相平，之间相距寸即在中极旁开寸，与现代解剖学中的子宫这一脏器的位置极为接近[16]。

三阴交穴作为足三阴经的交会穴，足太阴脾经、足厥阴肝经及足少阴肾经循行至此相交[15]，其定位和主治经历了演变历程。《外台秘要》一书《卷三十九·孔穴主对法》首次将本穴的主治扩大到脾胃病、妇科病、生殖泌尿系统疾病。现行全国中医药院校规划教材《针灸学》对三阴交穴的记载如下：定位在内踝尖上三寸，胫骨内侧面后缘，主治：①肠鸣腹胀、腹泻等脾胃虚弱诸证；②月经不调、带下、阴挺、不孕、滞产等妇产科病症；③遗精、阳痿、遗尿等生殖泌尿系统疾患；④心悸、失眠、高血压；⑤下肢痿痹；⑥阴虚诸证。

归来穴是足阳明胃经下腹部的经穴，"归"，还也；"来"，返也，穴名有恢复和复原之意。刺此穴可使气血旺盛，穴主男子卵缩，女子子宫脱出诸症，使病复原而愈，故以为名[17]。《会元针灸学》说："归者，轨道；来，去而复来，男子妇人胃气归原，谷化阴精，精化阳气，气和化质，质和精血，如归去而又复来。故名归来也。"有人认为"归来如当归，皆妇科之良方"。归来穴位于肚脐（神厥穴）旁开 2 寸（天枢穴），向下 4 寸，即距前正中线旁开 2 寸，或脐下 4 寸（中极穴），旁开 2 寸。

关元穴最早见于《灵枢·寒热·病》，又名"下纪"、"三结交"、"次门"、"丹田"、"大中极"等。穴居丹田，内应胞宫、精室。《医经精义》曰"男子藏精、女子系胞"，意为元阴、元阳之气闭藏之处，故得名"关元"。该穴位于下腹，前正中线上，当脐下 3 寸，有健脾补虚、养肝疏泄、补肾益精、调和气血、解痉止痛、回阳固脱等。

血海穴为足太阴脾经要穴之一，位于髌骨内上髁上缘，股四头肌内侧头的隆起处，有股动、静脉肌支，分布有股前皮神经及股神经肌支。血海穴是临床应用中常用穴，对多种疾病的治疗都有确切的疗效。其作用主要有[1]：益气统血，养血行血；凉血息风，健脾祛湿，解毒止痒；调经止血；通经活络，祛瘀止痛。其临床常治疗的疾病主要有月经不调、痛经、经闭等妇科月经病；隐疹、湿疹、丹毒等热性皮肤病[2]；急性肾炎、落枕、痛风、腕关节扭伤、脱发、阳痿等。《外台秘要》中有"主妇人漏下恶血，月闭不通，逆气腹胀"之说。《针灸大成》载："暴崩不止，血海主之。"《类经图翼》说："血海，主带下，逆气，腹胀。"血海为足太阴脾经要穴,因善治血证而得此名。足太阴脾经是多血少气之脏,与多血多气足阳明胃经是表里关系,血归于海,气旺血盈,这说明血海穴具有疏肝调气血调冲任的作用。妇女在生理上以血为用,其经、孕、产、乳均与气血有着密切的关系,而血海穴善治血证,既可以益气养血、理血调经,又可以行血化瘀、清热凉血、蠲化湿浊,故在临床上可用于各种与血有关的妇科病症,这体现出其治疗"一切血疾"的方面,故而是治疗妇科疾病调经的要穴。现代研究证明[18],血海穴有双向调节作用,补可以益气养血、健脾祛湿,泻可行血祛瘀、清热凉血、化湿祛浊,既可单独使用,亦可配合其他的穴位一起使用,比如血海穴配带脉穴,有调经统血的作用,主治月经不调等。王燕平和赵吉平[19]研究亦证明针刺血海穴确能促进血液运行,改善循环,具有一定的活血化瘀作用,且对垂体—性腺功能,尤其是对卵巢功能有调整作用,针刺血海、归来等穴,可使继发性闭经患者出现激素撤退性出血现象,这可能是通过某种机制兴奋下丘脑—垂体系统,使黄体生成素分泌增加,促使排卵,形成黄体,增加黄体酮分泌所导致的。针对不孕不育症患者,临床经皮穴位治疗有很好的效果。

肾俞、命门都是补肾壮阳的要穴,两穴均在腰部第二腰椎部位。肾俞为足太阳膀胱经穴,也是背俞穴,位于第二腰椎棘突下旁开 1.5 寸,即命门穴旁开 1.5 寸[20]。《甲乙经》指出,肾俞在第十四椎下两旁各 1.5 寸。取穴时,可先摸到髂前上棘最高点(即腰胁部盆骨的最高点)向后水平延伸,正对的腰、椎间隙为第四腰椎下,再向上摸两个椎体,就是第二腰椎。肾俞的"肾",指肾脏;"俞",有转输之意,脏腑之气血输注于背腰部的腧穴,称背俞穴。该穴为肾脏之气输注之处,是治肾疾之重要腧穴。命门为督脉穴,位于第二腰椎棘突下,《玉龙经》注明"在脊骨十四椎下与脐平"。"命",指生命;"门",指门户。命门穴在第二腰椎棘突下,两肾俞穴之间,为元气之根本,生命之门户,故名命门。中医称两肾之间为生命之门,也是人生命的重要门户,本穴两旁平于肾俞,以其横通足少阴肾经,故本穴又为督脉沟通肾脏之门户。肾俞、命门二穴的主要功效为补肾壮阳、强腰固脊、调经益精、聪耳明目、舒筋活络。对于肾虚体弱、腰膝酸软、尿频尿急,耳鸣健忘,属于肾虚阳衰的不孕不育患者,针刺此二穴有良好的作用。针灸疗法用于妇科的治疗有着悠久的历史,它不仅简便易行,而且对于很多妇科疾病、不孕症有确切的疗效。因此,肾俞、命门二穴对于生殖系统的调节机制是不孕不育现代研究中的一个重要课题。

本节参考文献

[1] 邱茂良.关于新穴问题[J].上海针灸杂志,1982,(1):6—9.

[2] 王烨,李祥,姚美玉,等.论天癸的节律异常与月经周期的关系[J].陕西中医,2008,29(3):317—318.

[3] 俞瑾,黄炜英,郑怀美.电针排卵和手部皮肤温度变化的观察[J].中西医结合杂志,1986,(12):720.

[4] 陈德永.三阴交埋线促排卵初步报道[J].中西医结合杂志,1984,(9):521.

[5] 王大生,张翠美.针灸治疗不孕症临床研究概况[J].中医外治杂志,1999,(6):39—41.

[6] 汤海霞,施亚平.针刺治疗黄体功能不全性不孕症85例[J].云南中医中药杂志,2009,30(12):52.

[7] 杨洪伟,黄雪颜.针刺治疗黄体功能不全性不孕疗效观察[J].上海针灸杂志,2010,29(10):626—628.

[8] 刘丽,王秋妍,赵贺,等.针药结合治疗黄体功能不全性不孕临床观察[J].北京中医药,2012,31(4):298—300.

[9] 葛鹭春.黄帝内经灵枢校注语译[M].天津:天津科学技术出版社,1989,pp.11,49.

[10] 杨继洲.针灸大成[M].北京:人民卫生出版社,1963,p.166.

[11] 田丙坤,邢玉瑞.皇甫谧《针灸甲乙经》研究进展[J].中国针灸,2014,34(11):1135—1140.

[12] 殷克敬.下合穴的临床应用[J].中医杂志,1983,(12):51—52.

[13] 邢俊标.足三里穴研究进展[J].现代中西医结合杂志,2007,16(34):5226—5228.

[14] 李顺景.血府逐瘀汤在不孕不育症治疗中的应用[J].河南中医,2006,26(8):8—9.

[15] 许丽绵,罗颂平.排卵障碍的病机探讨[J].中国中医药信息杂志,2003,10(3):4—5.

[16] 黎波,潘兴芳.子宫穴位置考证[J].中国针灸,2003,23(4):250—251.

[17] 乔云英.从三阴交不同定位探讨足三阴经的交会[J].中国中医基础医学杂志,2013,(1):80—87.

[18] 李万瑶.归来穴蜂针的妙用[J].蜜蜂杂志,2004,(11):33—33.

[19] 王燕平,赵吉平.血海穴探析[J].中国针灸,1998,(11):657—658.

[20] 李万瑶.蜂针补肾壮阳的常用穴——肾俞、命门[J].蜜蜂杂志,2004,(9):32—33.

2.3　治疗方案

　　目前,经皮穴位电刺激(TEAS)在生殖医学领域中的应用主要包括体外受精—胚胎移植(IVF-ET)的辅助治疗以及改善男性少、弱精症。影响IVF-ET成功率的主要因素包括配子质量及子宫内膜容受性。TEAS在IVF-ET的辅助治疗也是从这两方面着手,以提高助孕成功率,主要应用于促排卵治疗中、取卵镇痛、胚胎移植前后以及治疗卵巢储备功能减退患者。下面将从这几方面简要介绍具体操作治疗方案。

2.3.1 TEAS 在促排卵辅助治疗中的应用

促排卵治疗是 IVF 治疗中的关键步骤,获得适当数量高质量的卵子是助孕成功的基本要素。经过近 40 年的发展,在接受 IVF 促排卵治疗的患者中,仍有部分患者无法得到高质量的卵子,从而影响助孕成功率。已有研究证实,经皮穴位电刺激能够通过激活脑内多巴胺系统,调整脑—垂体—性腺轴的功能,可改善促排卵结局。

适应证:根据《卫生部关于修订人类辅助生殖技术与人类精子库相关技术规范、基本标准和伦理原则的通知》中规定的体外受精—胚胎移植适应证。

禁忌证:不宜接受助孕治疗或妊娠的情况,比如男女任何一方患有严重的精神疾患、泌尿生殖系统急性感染、性传播疾病;患有《母婴保健法》规定的不宜生育的、目前无法进行胚胎植入前遗传学诊断的遗传性疾病;任何一方具有吸毒等严重不良嗜好;任何一方接触致畸量的射线、毒物、药品并处于作用期;患者尿妊娠试验(HCG)阳性(已怀孕);卵巢功能异常者,如卵巢功能减退(即卵泡刺激素(FSH)>12IU/L,或 AFC<7 个)或多囊卵巢综合征;可能影响胚胎着床的疾病,如子宫内膜异位症、输卵管积水、子宫内膜息肉等。TEAS 使用的禁忌证包括:体内有起搏器或其他植入医用电子器械;不得与人工心肺、心电图、微波治疗仪等同时使用;不得在皮肤破损处使用。

操作方案:治疗频率 2Hz,治疗强度 20~25mA,自月经第 3 天起(即 Gn 启动日)每天 1 次,每次直至 HCG 日。

取穴:关元、中极、双侧三阴交、双侧子宫(图 2.1),以及双侧太溪。

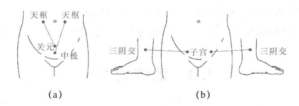

图 2.1　卵巢储备功能减退穴位选择

2.3.2 TEAS 在取卵镇痛中的应用

取卵手术为有创性手术操作,患者会有一定的痛苦。目前,临床上以药物镇痛或静脉麻醉为主,以减轻患者疼痛从而提高依从性,但麻醉药物可能致使患者产生恶心、呕吐等不良反应。针刺镇痛已有上千年的历史,20 世纪 50 年代我国临床工作者在外科手术麻醉中使用针刺成为该领域的创新之举。以往研究表明,针刺可以明显减轻手术时痛感并减少术后恶心、呕吐等不良反应。

由于麻醉药物的副反应及麻醉风险,目前临床工作中,对于卵泡数量≤5的患者通常在取卵手术中不予麻醉,但患者往往有紧张、恐惧情绪,且有一定的痛苦。应用 TEAS 穴位刺激镇痛有助于减轻患者疼痛,缓解焦虑、紧张情绪。

适应证:接受 IVF-ET 治疗拟取卵患者,HCG 日卵泡数量≤5。

禁忌证:拟接受药物镇痛或麻醉的患者。TEAS 使用的禁忌证包括:体内有起搏器或其他置入医用电子器械;不得与人工心肺、心电图、微波治疗仪等同时使用;不得在皮肤破损处使用。

操作方案:治疗频率 2Hz/100Hz,治疗强度 10～20mA,取卵术前 30min 开始,直至手术结束。

取穴:合谷、劳宫、内关、外关(图 2.2)。

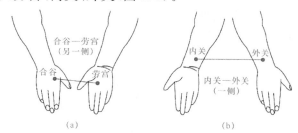

图 2.2　取卵镇痛穴位选择

2.3.3　TEAS 在胚胎移植中的应用

子宫内膜容受性,即子宫内膜接受胚胎的能力,是影响 IVF-ET 成功率的重要因素之一。种植优质的胚胎需要良好的内膜容受性,子宫内膜容受性异常也是不孕的重要原因之一。而 IVF-ET 治疗中,超过生理水平的雌激素、孕激素水平,以及患者的焦虑、紧张情绪,均可能影响子宫内膜容受性,从而影响 IVF-ET 成功率。中医治疗不孕症历史悠久,能够通过活血通络增加子宫局部血流灌注,以及通过健脾补肾、调理冲任达到助孕安胎的效果。研究表明,TEAS 可通过电流刺激相关穴位改善盆腔微环境,增加子宫内膜血供,并通过改善胞饮突的生长发育情况,促进整合素分子表达,从而改善子宫微环境、提高子宫内膜容受性、提高 IVF-ET 患者的临床妊娠率。

适应证:根据《卫生部关于修订人类辅助生殖技术与人类精子库相关技术

规范、基本标准和伦理原则的通知》中规定的体外受精—胚胎移植适应证。

禁忌证：不宜接受助孕治疗或妊娠的情况，如男女任何一方患有严重的精神疾患、泌尿生殖系统急性感染、性传播疾病；患有《母婴保健法》规定的不宜生育的、目前无法进行胚胎植入前遗传学诊断的遗传性疾病；任何一方具有吸毒等严重不良嗜好；任何一方接触致畸量的射线、毒物、药品并处于作用期；患者测尿 HCG 阳性（已怀孕）；卵巢功能异常者，如卵巢功能减退（即 FSH＞12IU/L，或 AFC＜7 个）或多囊卵巢综合征；可能影响胚胎着床的疾病，如子宫内膜异位症、输卵管积水、子宫内膜息肉等。TEAS 使用的禁忌证包括：体内有起搏器或其他植入医用电子器械；不得与人工心肺、心电图、微波治疗仪等同时使用；不得在皮肤破损处使用。

操作方案：治疗频率 2Hz，移植前 24h 治疗强度 15～20mA，移植后 30min 治疗强度 10～12mA，每次 30min。

取穴：移植前 24h 取双侧地机、归来、子宫、血海；移植后 30min 取双侧足三里、双侧太溪、肾俞、关元（图 2.3）。

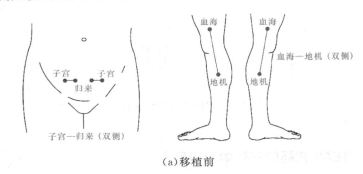

（a）移植前

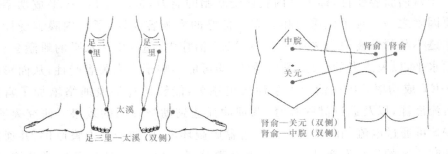

（b）移植后

图 2.3　胚胎移植穴位选择

2.3.4　TEAS 在治疗卵巢储备功能减退中的应用

卵巢储备功能减退是制约 IVF-ET 成功率的重要因素之一。随着女性生育年龄的推迟以及我国二孩政策的开放,助孕患者中卵巢储备功能减退的比例也有所提高,而西医治疗结合中医电针治疗,对于改善卵巢储备功能、提高助孕成功率有所帮助。

适应证:卵巢储备功能减退、有生育要求的女性(卵巢储备功能异常判断标准为下列条件之一:基础窦卵泡数 5～7 枚;AMH 0.5～1.1ng/ml;两次基础 FSH≥12IU/L;以往 IVF 促排卵治疗,获卵数≤3 枚)。

禁忌证:主要为不适宜接受助孕治疗或妊娠的情况,比如男女任何一方患有严重的精神疾患、泌尿生殖系统急性感染、性传播疾病;患有《母婴保健法》规定的不宜生育的、目前无法进行胚胎植入前遗传学诊断的遗传性疾病;任何一方具有吸毒等严重不良嗜好;任何一方接触致畸量的射线、毒物、药品并处于作用期;患者测尿 HCG 阳性(已怀孕)。TEAS 使用的禁忌证包括:体内有起搏器或其他植入医用电子器械;不得与人工心肺、心电图,微波治疗仪等同时使用;不得在皮肤破损处使用。

操作方案:治疗频率 2Hz,治疗强度 20～25mA,每天 1 次,每次 3min,连续使用 3 个周期(避开月经期)。

取穴:关元、中极、双侧三阴交、双侧子宫、双侧天枢(图 2.1)、双侧肾俞、腰阳关、命门。

第一组取穴:关元、双侧天枢、中极(天枢、关元和天枢、中极各一对电极)

```
穴位定位:
天枢(ST25):位于脐旁 2 寸
关元(CV4):位于脐下 3 寸
中极(RN3):位于前正中线上,脐下 4 寸
```

第二组取穴:子宫、三阴交(单侧子宫、三阴交用一对电极)

```
穴位定位:
子宫(EX-CA1):位于下腹部,脐中下 4 寸,中极旁开 3 寸
三阴交(SP6):位于小腿内侧,内踝尖上 3 寸,胫骨内侧缘后际一横指处
```

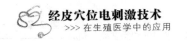
第三组取穴：肾俞、命门、腰阳关（肾俞、命门和肾俞、腰阳关各一对电极）

> 穴位定位：
>
> 肾俞（BL23）：第 2 腰椎棘突下，旁开 1.5 寸
>
> 命门（DU4）：脊柱区，第 2 腰椎棘突下凹陷中，后正中线上
>
> 腰阳关（GV3）：脊柱区，第 4 腰椎棘突下凹陷中，后正中线上

在接受 TEAS 治疗的同时，可应用维生素 E 等药物联合治疗。TEAS 在改善卵巢功能的同时，还有一定的缓解焦虑情绪的作用。

2.3.5　TEAS 在治疗男性少、弱精症中的应用

弱精子症，又称精子活力低下症，是引起男性不育的常见病因之一。已有研究证实，针灸治疗有助于改善精子质量，提高妊娠率。与传统针灸疗法相比，TEAS 无创且易于操作，提高了患者依从性。

适应证：特发性弱精子症体格检查正常的患者。

禁忌证：有严重影响生育的先天性睾丸和生殖器发育不良或畸形；隐睾、睾丸萎缩患者；有明确的药物、化学、物理、营养因素引起的生精功能障碍等疾病患者；有生殖器官手术史、外伤史影响生精功能者；疑有性功能障碍、精索静脉曲张、泌尿生殖感染和精道梗阻、内分泌功能异常影响的生精功能障碍等疾病患者；服用各类抗癫痫、抗肿瘤等药物有碍生精及精子活力的患者；由以下原因引起精浆变异患者，如附睾、精囊、前列腺等有炎症时，酸碱度、供氧、营养、代谢等情况均不利于精子的活动和存活或精液中的白细胞数量大于 100 万/ml；第二性征无男性特征的患者；严重免疫疾病或精神病患者；有药物滥用史、有明显烟酒嗜好者；3 个月内用过已知对某脏器有损害的药物；严重家族性遗传疾病病史；合并严重其他系统疾病的，如失代偿性心力衰竭、严重肝肾功能损害（血清转氨酶值≥2×医学参考值上限，肌酐清除率≤40ml/min 或肾病活动期）；过敏体质，已知或可能对电针刺激治疗过敏者（包括既往针灸或类似治疗后曾发生心悸、面部潮红、头痛、低血压、下肢水肿等不良反应）；已知出血倾向或出血性疾病，或难以控制的凝血机制障碍，或 2 周内有活动性出血和有创检查治疗操作术，或 12 周内有严重创伤或大手术史；影响寿命的严重原发疾病或精神性疾病。TEAS 使用的禁忌证包括：体内有起搏器或其他置入医用电子器械；不得与人工心肺、心电图、微波治疗仪等同时使用；不得在皮

肤破损处使用。

操作方案:治疗频率 2Hz,强度 20～25mA,每天 1 次,每次 30min,连续 3 个月。

取穴:会阴、肾俞(双侧)、关元、足三里(双侧)(图 2.4)。

在接受治疗的同时,需注意纠正不良生活方式,以达到最佳效果。

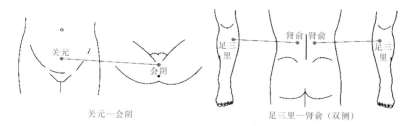

图 2.4　男性少、弱精症治疗穴位选择

第3章 经皮穴位电刺激技术在生殖医学中的使用方法和疗效评估

3.1 经皮穴位电刺激技术在促排卵中的应用

不孕症是现今的常见病,威胁着人类的身心健康,已经成为世界性的疾病。据统计,我国不孕症的发病率约为 10%[1],并且呈不断上升趋势,而排卵障碍是不孕症的主要原因之一,约占不孕患者的 25%～35%[2]。

排卵功能障碍是女性不孕症的主要原因之一,主要是由下丘脑—垂体—卵巢功能轴紊乱所致,表现为无排卵或排卵功能不良和黄体功能不全(LPD)。有资料统计,不孕症中约有 25%～40% 系无排卵引起,约有 3.5%～10.0% 由 LPD 引起[1]。排卵障碍除引起不孕外,还可导致月经失调、闭经、多毛、肥胖等症状。另外,如果长期不排卵,性激素代谢紊乱,子宫内膜过度增生而无周期性孕激素的对抗作用,则易发生子宫内膜癌及乳腺癌。

中医学认为,女子以血为本,血足则子宫易于容物;女子受孕主要是肾气充盛,天癸成熟,任冲脉盛,气血调和,适时交媾,摄精受孕。《素问·上古天真论》曰:"女子七岁,肾气盛,齿更发长。二七而天癸至,任脉通,月事以时下,故有子。"肾主生殖,肾精的滋养是排卵的基础,任冲经络气血的调和是排卵的条件。排卵障碍性不孕的根本原因在于肾阴不足,癸水不充,不能滋养生殖之精(卵子),则卵泡不能发育成熟,故发生排卵障碍。有研究表明[3—8],电针通过激活脑内多巴胺系统,调整脑—垂体—性腺轴的功能,使生殖内分泌恢复正常,从而恢复自身排卵功能,同时还可以通过调节肾上腺皮质的功能活动来影响性激素的含量。

3.1.1　临床研究

1)单纯电针治疗排卵障碍

李芳[9]对 102 例排卵障碍性不孕症患者分别给予针灸治疗和药物治疗,取得较好效果。给予对照组患者药物治疗,月经周期第 5 天,患者口服 50mg克罗米芬,每天 1 次,共服用 5d。给予观察组患者针灸治疗,首先对患者取穴,主要取中极、神阙、足三里穴、子宫、关元以及三阴交等穴位;进行针刺操作时,首先嘱咐患者排空小便,在中极、子宫、三阴交、足三里以及关元等穴位,使用 0.30mm×40mm 的不锈钢毫针,给予常规消毒处理后,直刺约 30mm,得气后,提插捻转 9 次;在子宫、中极以及关元等穴位的针感朝会阴部放射;每隔10min 捻 1 次针,留针 0.5h;在三阴交、神阙部位使用艾条悬灸 0.5h,以局部潮红为标准。对患者进行针刺治疗从患者月经周期第 5 天开始,每天 1 次,10d 为 1 个疗程。观察组:治疗 1 个周期后,受孕 10 例;2 个周期后,受孕 16例;3 个周期后,受孕 17 例,总受孕率为 84.3%。其中,42 例单胎,1 例双胞胎,2 例流产,流产率为 3.9%。对照组:治疗 1 个周期后,受孕 5 例;2 个周期后,受孕 9 例;3 个周期后,受孕 12 例,总受孕率为 51.0%。其中,24 例单胎,2 例双胞胎,7 例流产,流产率为 13.7%。观察组患者的受孕率明显高于对照组,组间比较,差异具有统计学意义($P<0.05$);观察组患者的流产率明显低于对照组,组间比较,差异具有统计学意义($P<0.05$)。

电针除局部接受刺激外,还可反射性地调节垂体功能,提高雌激素水平,兴奋卵巢功能,使未发育成熟卵泡发育成熟,而已发育成熟卵泡可破裂排卵。针刺促排卵的方法也广泛应用于临床,收效不错。韦伟[10]用电针促排卵方法治疗不孕临床观察 106 例,取穴时,主穴取关元、中极、子宫,配穴取三阴交,肥胖加次髎,肾虚加肾俞,电针后排卵 96 例,排卵率为 90.6%;无效 10 例,占9.4%。其中,原发不孕有 49 例,排卵 46 例,占总数的 43.4%;继发不孕有 57例,排卵 50 例,占总数的 47.2%。寇金矛和寇峥[11]用针刺治疗无排卵性不孕50 例,根据中医辨证分型取穴:肝郁肾虚型用三阴交、气海、太冲、关元;气滞血瘀型取三阴交、气海、归来、血海、中极;肝肾阴虚型用三阴交、关元、大赫、中脘;脾肾阳虚型用三阴交、脾俞、肾俞、命门、足三里,平补平泻,留针 30min;经净后第 5 天开始,隔日 1 次,经期停针,1 个月为 1 个疗程;经治疗 1~6 个疗程,结果痊愈 40 例,无效 10 例。杨越红等[12]用针刺治疗多囊卵巢综合征所致不孕的临床观察 126 例患者,共计 303 个治疗周期,分为两组:治疗组 66 例 146 个治疗周期,采用针刺治疗促排卵;对照组 60 例 157 个治疗周期,采用克罗米芬(CC)＋绒毛膜促性腺激素(HCG)诱发排卵;结果显示,治疗组与对照组的周期排卵率分别为 83.2％和 70.5％,妊娠率分别为 60.6％和 31.7％。王山等[13]针刺治疗排卵障碍性不孕 34 例,主穴为关元、中极、子宫,肾虚者配肾俞、命门,肝郁者配内关、太冲,痰湿者配足三里、丰隆,血瘀者配三阴交;结果有效 28 例,无效 6 例,排卵有效率为 82.4％;妊娠 16 例,妊娠率为 47.1％。梁基源等[14]用针刺补肾调冲法促排卵,将 70 例患者随机分为 2 组,其中治疗组 38 例,采用针刺治疗(针刺处方:三阴交、关元、中极、气海、血海、肾俞、命门);对照组 32 例,口服克罗米芬 50mg,每天 1 次;结果显示,治疗组有效率为 89.4％,对照组为 75.0％,两组比较,差异有显著性意义($P<0.05$),说明针刺可促排卵,具有疗程短、疗效高、无副作用、安全有效等优点。郑士立等[15]将 80 例患者随机分为针刺治疗组(40 例)和口服克罗米芬对照组(40 例),观察并比较两组的临床疗效;结果显示,两组在排卵结果、宫颈黏液评分、流产率上无显著差异($P>0.05$),治疗组的受孕率明显高于对照组($P<0.05$),说明用针刺方法和用克罗米芬口服排卵都有较高的排卵效果,针刺促排卵的流产率低于口服克罗米芬促排卵流产率。

2)电针配合其他疗法治疗排卵障碍

(1)针药结合促排卵

国内外研究表明,单纯针刺治疗能治愈不孕症,单纯中药治疗亦能治愈不孕症,将两者有机结合,就能缩短疗程,增加受孕机会,提高该病的治愈率。祝秀都等[16]针刺中药结合诱发排卵 59 例,总排卵率为 52.5％;并临床观察了短期疗效在辨病与辨证之间均无显著差别($P>0.05$),针刺加中药的效果与单纯针刺的效果之间均无显著差别($P>0.10$),治疗的排卵效果和治疗前的伊红指数(EI)水平之间无显著差别($P>0.05$);结果提示,针刺和中药综合治疗诱发排卵有相辅相成的关系。钟礼美和周慧华[17]以针药结合治疗不排卵患者 108 例,肾阳虚证取中极、大赫、三阴交、血海、足三里等,并服右归饮;肝郁气滞证取中极、支沟、曲泉、三阴交等,并服逍遥散;痰湿阻滞证取中极、归来、三阴交、丰隆等,并服苍附导痰丸;结果显示,治愈 97 例,其中 75 例受孕,无效 11 例。王凤莲[18]研究创针药结合治疗不孕症 52 例,显效 34 例,占 65.4％;有效 12 例,占 23.1％;无效 6 例,占 11.5％;总有效率为 88.5％。谢文雄[19]以逍遥散为基础方,辨证施治加针刺主穴,上肢取双侧内关,下肢取双侧足三里、双侧三阴交,腹部取双侧子宫穴、关元,将上述穴位分成2组,交替使用,治疗不孕症42例,其中治愈36例,治愈率为85.7%。陈大春[20]用育肾汤配合针刺治疗不孕症18例。育肾汤处方为当归15g,白术12g,获菩1摅,熟地10g,菟丝子15g,淫羊藿12g,赤芍12g,皂角刺10g,穿山甲9g,鸡血藤2摅,香附12g,丹参25g;针刺处方取穴为中极、子宫、三阴交,在月经周期第14天开始行电针,每天1次,共3次;病例治疗3个疗程后,治愈15例,2年内受孕,另有2例好转,因此总有效率为94.40%。周晋丽[21]采用中药加针刺治疗不孕症,据中医辨证分型将68例分为肾阳虚型、气滞血瘀型及脾虚失摄型,针对各型特点以中药为主,并加针刺分期进行治疗,结果显示治疗总有效率达86.60%;该结论认为,本治疗方法中药以温补脾肾、调理气血兼以活血化癥,针刺运行气血、调和阴阳,二者有机结合不失为治疗本病的理想方法。郑丽霞等[22]针药并用治疗无排卵型不孕症64例,治疗组按中医辨证分型,口服中药每天1剂,针刺主穴是关元、中极、子宫、三阴交等,并随症配穴,血虚配血海,肝郁配内关、太冲,针刺关元、中极、子宫、三阴交等腹部穴位,针尖向下,强刺激行针,针药并用,月经期停用,连用3个月经周期为1个疗程,有效率为79.13%,与对照组相比$P<0.05$,有显著差异。田冬珍等[23]用中药加点针治疗29例排卵功能失调患者,采用补肾为主,中药加针刺治疗。针刺取两组穴:第1组取穴为风府、气海、大赫(双侧),第2组取穴为中极、关元、三阴交(双侧)。隔日1组,电针刺激30min,疗效满意。张宽智等[24]针药结合疏肝补肾法治疗排卵功能障碍不孕症45例,针刺服中药时间从月经周期第7天开始,针刺前嘱患者食后及排空小便,主穴取关元、中极、命门、双侧三阴交、肝俞、肾俞、气海,配合服疏肝补肾汤(柴胡、红花、桃仁各10g,桑寄生、杭白芍、枸杞、菟丝子、香附各15g,补骨脂、当归各12g,鹿角胶6g)并随症加减;结果治疗组45例中,妊娠40例,其中宫外孕1例,受孕率88.9%;对照组33例,妊娠21例,受孕率63.6%;两组比较有显著差异($P<0.05$)。

(2)中西医结合

中西医结合促排卵以助孕是国内不少单位与专家学者研究的热点。郑彬[25]分组用中医、西医、中西医结合疗法治疗168例无排卵性不孕症患者,其中,中医组、中西医结合组根据患者的临床表现以肾虚为主,患者的月经周期变化运用同样的中药周期疗法,随症加减;结果中医组25例,治疗后排卵12例,受孕8例;西医组25例,治疗后排卵23例,受孕6例;中西医结合组118例,治疗后排卵109例,受孕99例。从临床观察看,单纯中医治疗,在改善体质症状、增加月经量方面均有明显疗效,但排卵功能差;单纯西医治疗,虽然排卵率高,但对患者的体质症状无改变,甚至月经量有可能进一步减少,阴道分泌物减少甚至有干燥的现象,受孕率低。因此,适用中西医结合疗法,中医补充肾的精血,天癸源足,胞宫血旺,而西医加强排卵,相辅相成,提高了排卵率、受孕率,月经量增加,排卵期阴道分泌物增多,为精子进入宫腔提供了机会,为受精卵着床创造了条件。充分运用中西医结合治疗无排卵不孕症,临床得心应手,为解除患者的痛苦提供了较好的治疗方法。

3.1.2　电针治疗排卵障碍性疾病的机制

1)电针对下丘脑—垂体—性腺轴调节的作用机制

近年来研究证明[26—29],内阿片肽参与了下丘脑—垂体—性腺轴的功能调节,中枢阿片肽尤以内啡肽(B-EP)是促性腺激素释放激素(GnRH)的主要抑制因素之一。针刺可能影响到 B-EP 的分泌量或分泌节律,从而对下丘脑 GnRH 的分泌产生调节作用,由此再对整个下丘脑—垂体—卵巢产生影响。针刺高 FSH 和 LH 的血症患者及去势大鼠时,在降低过高的血 FSH、LH,促排卵的同时,B-EP 含量明显下降。杨秋英等[30]在观察电针对多囊卵巢综合征(PCOS)患者促排卵效果与中枢阿片肽活动力关系中发现,PCOS 患者的阿片肽含量较正常人偏低,推测电针可能是通过调节阿片肽水平影响 GnRH、LH 和 FSH 分泌而促排卵。进一步应用推挽流灌技术与放免分析发现,去卵巢大鼠下丘脑视前区 GnRH 的基础释放量明显高于正常大鼠,腹腔注射阿片受体拮抗剂 30min 后,去卵巢大鼠视前区 GnRH 水平进一步升高,表明 B-EP 为 GnRH 分泌的主要抑制因素之一。Petti 等[27]研究表明,经过针刺治疗后,血 B-EP 水平显著提高,并且可以持续 24h,因此其作用尚待进一步证实。Hu 等[31]应用免疫组化来检测针刺去势鼠中极、关元、三阴交和子宫穴后中枢神经系统(CNS)中 c-fos 表达的神经元,结果提示内外侧视叶前核、下丘脑室周核、下丘脑腹侧正中核、视交叉上核、弓状核、下丘脑室旁核核团参与调节下丘脑—垂体—卵巢轴的功能,电针可通过上述核团的作用来调节下丘脑—垂体—卵巢轴的功能。

2)电针对肾上腺皮质功能的调节作用

针刺还可通过调节肾上腺皮质细胞的功能活动来影响性激素的含量。陈伯英等[32—34]观察到,电针刺激关元、中极、三阴交、子宫穴后,去势大鼠的肾上腺皮质内侧区细胞核仁组成区银染蛋白（AgNORs）数目明显增多,肾上腺体积和重量增加;血清皮质酮含量显著增高;阴道涂片出现雌激素样反应,上皮细胞成熟脱落;而正常大鼠电针后未发现有相同的反应。高慧[35]电针雌性大鼠,将大鼠分为去卵巢电针组、去卵巢组、电针组和对照组,电针取穴关元、中极、双侧子宫、单侧三阴交,对照穴位为华佗夹脊和内关,结果发现双侧肾上腺明显增大,血皮质酮含量增加,进一步提示电针对大鼠的下丘脑—垂体—性腺轴功能异常有调节作用。

3）电针对周围组织的调节作用

针刺除了对性腺轴的调节外,它对自主神经的影响已经被证实[36],针刺后皮肤温度、血压、疼痛阈值等交感神经活动减弱[37,38]。Bai 等[39]观察针刺三阴交、子宫对神经生长因子（NGF）蛋白的表达,结果发现针刺可以纠正 NGF 蛋白在卵巢和肾上腺的高表达,但对在脑组织的高表达无影响,可见电针影响病理状态下卵巢 NGF 活动,说明电针通过调节卵巢交感神经活动来调节其神经内分泌状态。另外针刺可以调节卵巢、肾上腺受体 α_1 和 β_2 以及神经营养因子 P75 受体的表达,故可以对由交感神经引起的排卵障碍起到很好的治疗作用[40]。

4）电针对内分泌水平调节的研究

针刺促排卵的优点还在于它并不代替体内的激素作用,也不干扰体内的内分泌平衡,可见针刺治疗排卵障碍性不孕症有其独特的优势。黄诚等[41]发现针刺可以提高血清 LH、FSH 的水平。程丽娜和陈伯英[42]研究电针对去卵巢大鼠下丘脑—垂体—卵巢轴异常功能的调节机制发现,电针有促进去卵巢大鼠脂肪组织和肝组织中芳香化酶活性的作用,使雄激素转化的雌激素增多,升高血雌二醇（E_2）水平。杨廉[43]用温针（注:针法的一种,针刺后以艾绒裹于针尾,点燃加温）肾俞穴观察其对老年雌鼠子宫、卵巢的影响,观察对象分为青年空白组、老年空白组、阳性药物组、针刺治疗组,观察指标为雌鼠子宫卵巢湿重与优势卵泡数,测定血浆雌二醇（E_2）、黄体酮（P）、卵泡刺激素（FSH）、黄体生成激素（LH）,结果表明针刺可以显著地升高 E_2 水平,明显提高 P 水平,明显降低 FSH 含量,对 LH 影响不大。观察电针不同穴位对排卵障碍大鼠阴道细胞学检查及雌二醇水平的影响,实验动物分为正常对照组,模型组,造模＋电针三阴交、双侧合谷和昆仑组,造模＋电针肾俞、双侧肝俞和脾俞组,造模＋电针关元、中极和双侧子宫组。先对大鼠造模,后取穴,观察大鼠阴道细胞学及雌二醇水平,提示造模+电针关元、中极和双侧子宫组阴道细胞学检查以角化上皮细胞为主,雌激素水平较模型组显著升高,进一步提示电针局部穴位对排卵障碍有较好的疗效。陈伯英等[44,45]先后研究了电针对大鼠脑内雌激素受体蛋白及其表达的影响和对去卵巢大鼠肾上腺核仁组成区蛋白的影响,结果显示切除卵巢可导致血雌二醇(E_2)水平降低,动物脑内雌激素受体(ER)蛋白和 mRNA 的表达增强;电针大鼠的关元、中极、三阴交、子宫穴位后,去卵巢大鼠血的 E_2 含量明显增加,阴道涂片重新出现成熟脱落的上皮细胞,脑内ER 蛋白和 mRNA 表达受到明显抑制,提示电针可提高去卵巢大鼠体内雌激素水平,使脑内 ER 表达发生改变。其实验结果初步看来似乎是针刺调整下丘脑—垂体—卵巢轴异常功能的作用机制之一。同时,其另一实验提示电针可促进肾上腺皮质内侧区的活动,提高肾上腺源性雌激素和雄激素的水平,直接与间接地提高血中雌激素水平。

电针是针刺与电效应的结合,影响其疗效的主要因素为针刺的取穴以及电针的频率、波形和强度等。采用经皮穴位电刺激治疗排卵障碍不孕症,疗效确切,可以明显改善排卵障碍,促进排卵,且较常规针刺疗法可以减少由于长时间捻针带来的局部组织损伤,少见不良反应,可广泛应用于临床治疗及科学研究。

电针尚存在的问题有如下几点。首先,国内针刺临床研究常由于研究方法等问题而不被国际学术界认可,随机双盲对照(RCT)被公认为金标准,国内研究者可以借鉴国外假针刺、邻近假穴针刺对照法(sham acupuncture)、非病症相关的穴位对照法(non-specific sites)、假穴浅刺法(minimal acupuncture)、真穴假刺法(placebo needle)、假电极法或假电针法(mockTENS, mock electro-acupuncture)等理想安慰对照方法,保证各种因素以均等的机会分配入各组,使得各组的结果具有可比性。其次,应确立客观的诊断标准和疗效评价标准,使标准不仅依靠患者的主诉,而且要有相应客观指标的支持。再次,在观察样本和患者总体间存在抽样误差,疗效的样本率和总体率之间也存在抽样误差,只用样本疗效百分率来表述疗效时,其实质是忽略了抽样误差。因此,在统计结果时,应该用标准误来表述疗效的真实规律。最后,应对干预措施的特定性进行描述,如使用穴位名称、针刺数目、刺入深度、引发反应、针刺方式、留针时间、使用针具类型等。另外,要有足够的随访时间,并对失访情况进行说明。今后,针刺治疗排卵障碍性疾病若能围绕以上问题进行研究,所得出的疗效评价会更具客观性,从而促进针刺与国际接轨。

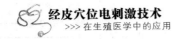
本节参考文献

[1] 罗丽兰. 不孕与不育[M]. 北京：人民卫生出版社,1998,pp.127,202.

[2] 乐杰. 妇产科学[M]. 第7版. 北京：人民卫生出版社,2008,p. 351.

[3] 马仁海,冀萍,沙桂娥,等. 针灸治疗高泌乳素血症的临床研究[J]. 中国中医药科技, 1996,3(4):45—47.

[4] 马仁海,冀萍,沙桂娥,等. 电针对雌兔血清PRL水平影响的实验研究[J]. 中国中医药科技,1996,3(4):47—48.

[5] 马仁海,冀萍,沙桂娥,等. 高泌乳素血症及其针灸治疗机理的探讨[J]. 中国中医药科技, 1996,3(4):48—49.

[6] 马仁海,冀萍,沙桂娥,等. 针灸治疗多囊卵巢综合征98例临床观察[J]. 中国针灸,1996, 16(11):18—19.

[7] 陈伯英,季士珠,高慧,等. 电针对去卵巢大鼠肾上腺核仁组成区蛋白的影响[J]. 针刺研究,1994,19(1):46—50.

[8] 高慧,季士珠,陈伯英. 电针促进去卵巢大鼠肾上腺增大、血皮质酮含量升高[J]. 针刺研究,1995,20(2):55—58.

[9] 李芳. 针灸治疗排卵障碍性不孕症的临床观察. 深圳中西医结合杂志,2015,2(25): 76—77.

[10] 韦伟. 电针促排卵106例临床观察[J]. 中国针灸,1998,9:541—542.

[11] 寇金矛,寇峥. 针刺治疗无排卵性不孕症50例临床观察[J]. 河南中医药学刊,1997,12 (4):45.

[12] 杨越红,洪建云,魏达友,等. 针刺治疗多囊卵巢综合征所致不孕的临床观察[J]. 广东医学院报,2005,23(4):377—378.

[13] 王山,张敏尚,王秋景. 针刺治疗排卵障碍性不孕症34例[J]. 特色疗法——中国民间疗法,2008,12:8—9.

[14] 梁基源,梁德,黄张攀. 针刺补肾调冲法促排卵3S例临床观察[J]. 新中医,2008,40 (4):79.

[15] 郑士立,宋丰军,马大正. 针灸治疗排卵障碍性不孕症的临床疗效评价[J]. 针灸临床杂志,2007,23(1):9—10.

[16] 祝秀都,黄炜英,俞瑾. 针刺中药结合诱发排卵59例观察[J]. 上海中医药杂志,1987, (3):13.

[17] 钟礼美,周慧华. 中药和针灸排卵机制的研究[J]. 天津中医,1990,67(5):17—19.

[18] 王凤莲. 针药结合治疗不孕症52例[J]. 河北中医,2007,29(11):990.

[19] 谢文雄. 针药结合治疗不孕症42例[J]. 实用中医内科杂志,2008,22(3):67—68.

[20] 陈大春. 育肾汤配合针灸治疗不孕症18例[J]. 中国民间疗法,2004,12(3):20—21.

[21] 周晋丽. 针药并用治疗不孕症临床观察[J]. 长治医学院学报,2006,20(4):304—305.

[22] 郑丽霞,李玉坤,舒云龙. 针药并用治疗无排卵型不孕症临床观察[J]. 针灸临床杂志,

2000,16(4):31—32.

[23] 田冬珍,谢学欧,王彬,等.中药加针刺诱发排卵与子宫内膜雌孕激素受体含量关系的研究[J].中国中西医结合杂志,1998,18(4):225—226.

[24] 张宽智,吕梅,胡立忠.针药结合疏肝补肾法治疗排卵功能障碍不孕症临床观察[J].中国中医药科技,2007,14(3):67—68.

[25] 郑彬.中西医结合治疗无排卵性不孕的临床观察[J].现代中西医结合杂志,2009,18(2):148—149.

[26] Greisen S, Flyvbjerg A, Ledet T, et al. Regulation of insulin-like growth factor binding protein secretion by human granulosa luteal cells in a polycystic ovary-like environment [J]. Fertil Steril,2002,78:162.

[27] Petti F, Bangrazi A, Liguori A, et al. Effects of acupuncture on immune response related to opioid-like peptides[J]. J Tradit Chin Med, 1998,18(1):55.

[28] Ulett GA, Han S, Han JS. Electroacupuncture:Mechanisms and clinical application[J]. Biol Psychiatry, 1998,44:129.

[29] Ku Y, Chang Y. Beta-endorphin and GABA-mediated depressor effect of specific electroacupuncture surpasses pressor response of emotional circuit [J]. Peptides,2001,22(9):1465.

[30] 杨秋英,俞瑾,归绥琪.多囊卵巢综合征患者电针促排卵效果与中枢阿片肽活动力的关系[J].生殖医学杂志,1992,1(1):16.

[31] Hu Z, Chen B, Tong J, et al. The change of c-fos expression in ovariectomized rats following electroacupuncture treatment:An immunohistochemistry study[J]. Acupunct Electrother Res,1993,18(2):117.

[32] Chen BY, He L. Electroacupuncture enhances activity of adrenal nucleolar organizer regions in ovariectomized rats. Acupunct Electrother Res[J],1992,17(1):15.

[33] 陈伯英,季士珠,高慧,等.电针对卵巢大鼠肾上腺核仁组成区蛋白的影响[J].针刺研究,1994,19(1):46.

[34] 高慧,季士珠,陈伯英.电针促进去卵巢大鼠肾上腺增大、血皮质酮含量升高[J].针刺研究,1995,20(2):55.

[35] 高慧.电针促进去卵巢大鼠肾上腺增大、血皮质酮含量升高[J].针刺研究,1995,2(20):55—57.

[36] Haker E, Egekvist H, Bjerring P. Effect of sensory stimulation (acupuncture) on sympathetic and parasym-pathetic activities in healthy subjects[J]. J Automomic Nerv Sys,2000,79:52.

[37] Stener-Victorin E, Lundeberg T, Waldenstrom U, et al. Effects of electro-acupuncture on nerve growth factor and ovarian morphology in rats with experimentally induced polycystic ovaries[J]. Biol Reprod, 2000,63:1497.

[38] Knardahl S，Elam M，Olausson B，et al. Sympathetic nerve activity after acupuncture in humans[J]. Pain, 1998,75：19.

[39] Bai YH，Lim SC，Song CH，et al. Electro-acupuncture reverses nerve growth factor abundance in experimental polycystic ovaries in the rat[J]. Gynecol Obstet Invest,2004, 57(2)：80.

[40] Luigi M，Thomas L，Agneta H，et al. Effect of electroacupuncture on ovarian expression of A1 and B2 adre-noceptors，and P 75 neurotrophin receptors in rats with steroid-induced polycystic ovaries[J]. Reproductive Biology and Endocrinology,2005,3：21.

[41] 黄诚,秦秀娣,方军.针灸调节老年大鼠垂体激素分泌[J].上海针灸杂志,1997,16(4)：30—31.

[42] 程丽娜,陈伯英.电针调整去卵巢大鼠下丘脑—垂体—卵巢轴异常功能的生化机制[J].上海针灸杂志,2001,20(6)：32—34.

[43] 杨廉.温针/肾俞穴对老年雌鼠子宫、卵巢及性激素的作用的研究.针刺研究,2000,3(25)：207—210.

[44] 陈伯英,程立海.电针对大鼠脑内雌激素受体蛋白及其 mRNA 表达的影响[J].生理学报,1998,50(5)：495.

[45] 陈伯英,季士珠,高慧,等.电针对去卵巢大鼠肾上腺核仁组成区蛋白影响[J].针刺研究,1994,19(1)：46.

3.2 经皮穴位电刺激技术在取卵镇痛中的应用

近年来,由于各种社会因素和环境因素的影响,不孕不育的发病率日益增高,目前我国育龄夫妇中有 8%～10% 患有不孕症,其中 3% 需求助于现代辅助生殖技术[1]。自 1978 年第 1 例体外受精—胚胎移植(in vitro fertilization-embryotransfer,IVF-ET)受孕的婴儿诞生以来,辅助生殖技术取得较快发展,并得到越来越广泛的应用[2]。IVF-ET 术主要包括五个过程:药物诱导多卵泡发育、经阴道超声取卵、体外授精和胚胎培养、胚胎移植、黄体支持。这五个环节之间相互独立,又相互联系,其中经阴道超声取卵扮演着重要角色。

3.2.1 经阴道超声取卵的主要镇痛方法

阴道超声取卵是指将穿刺针经阴道穹隆刺入卵泡中抽吸卵泡液的过程(卵泡液中含有所需的卵子),它是一个简单的手术。目前,国内外不同的生殖中心在手术时采用的麻醉方式不同,主要分为静脉麻醉、宫颈麻醉、哌替啶肌肉注射麻醉、双氯芬酸钠栓剂直肠给药、针灸镇痛等[3,4]。其中,静脉麻醉镇痛效果值得肯定,但易出现头晕、恶心、呕吐等副反应,甚至对呼吸循环有抑制作用,因此需要专业的麻醉师和完善的监护抢救措施。取卵术后,大部分患者仍未完全清醒,需用轮椅专人护送至恢复室,并严密观察患者生命体征,经济费用高。此外,关于药物镇痛,国外有文献研究表明麻醉药物对卵细胞受精和胚胎质量有明显的负面影响。因此,针灸作为一种无药物副反应的镇痛方法,越来越受到关注。

3.2.2　针刺镇痛的有效性

针刺镇痛由来已久,远在石器时代,人类已发现用一种石器叩击身体某部位时,消除疼痛效果更为显著,于是便创造了砭刺镇痛疗法。经过历代学者的研究,针刺镇痛已日趋完善,具有副作用小、不易产生耐受性、操作便捷、安全性较高等优点。在取卵术中使用针刺镇痛,不仅体现出中医的特色,还减少了IVF过程中药物对卵子的不良影响,具有重要的意义[5,6]。

针刺对多种妇科疾病及相关小手术均有镇痛作用,如原发性痛经、盆腔炎、子宫内膜异位症、人工流产、分娩。孙丽珠[7]针刺中极、次髎、三阴交等穴治疗原发性痛经患者,认为配穴当辨清虚实,治愈率为98%。苗广宇和徐国庆[8]采用针灸治疗慢性盆腔炎,选穴中极、归来、子宫、三阴交等,毫针刺入得气后,每穴予艾条1节温针灸,再将TDP神灯照射在针刺部位,每天1次,10次为1个疗程,在治疗的55例患者中,总有效率达96.4%。韩玉芬等[9]认为,针灸治疗EM不但能够止痛,而且能够提高机体免疫功能,并改善局部盆腔微循环,抑制内膜异常增生和出血,消散异位内膜结节而达到治疗作用。秦必光等[10]认为,针刺麻醉具有镇痛作用、抗内脏牵拉反应作用、抗休克作用、抗术后感染作用、促进术后创伤组织愈合作用,使用安全,适用范围广,便于术中医患配合,生理干扰少,利于手术后恢复,简便经济且易于推广。有研究人员在针刺治疗的基础上配以铺灸治疗产后身痛,认为对于病程比较长的患者而言,其病症已部分转为痹症,在穴位的选择和针刺手法上,可借用治疗痹症的方法,以达到提高疗效的目的。

3.2.3　经皮穴位电刺激的有效性

经皮穴位电刺激镇痛在针刺镇痛的基础上进一步发展,将经皮电神经刺激疗法与针灸穴位相结合,通过皮肤将特定的低频脉冲电流输入人体以达到治疗疼痛的目的[11,12]。经皮电刺激波形为单向方波、双向方波、不对称双向方波等,其特点是瞬间通电和断电不易造成极化状态,而且机体适应很慢。经皮穴位电刺激频率范围较宽,多为 2～100Hz。为克服低频电刺激引起的击波感,可采用 100 簇形波(一串 5 个方波刺激)代替单个方波,这样既保持了低频的"电针样"的刺激特点,又得到较为温和、舒适的感觉。因此,经皮穴位电刺激对治疗急、慢性疼痛均有较好镇痛效果。

TEAS 是一种非侵入式镇痛方式,不对患者产生额外伤害,镇痛效果与传统手法运针、电针等同,加之操作简单,患者可以自控刺激频率、强度和时间,亦可以用于术后自控针刺镇痛,具有传统药物自控镇痛无法比拟的优势。

TEAS 在取卵镇痛中的应用已广为瞩目。Stener-Victorin 等[13]观察在取卵术中采用电针疗法(EA)和神经阻滞(PCB)疗法用于镇痛的效果,发现应用电针与传统止痛药有相同的止痛效果,但电针止痛组术后腹痛、恶心和抑郁症状更少;伴随电针所需要的额外的安眠止痛剂比只使用传统止痛剂时所需的用量要少。Humaidan 和 Stener-Victorin[14]在 IVF 取卵术中采用电针(ET)联合神经阻滞(PCB)法和传统止痛剂(CMA)联合神经阻滞(PCB)法镇痛,认为 ET 是 CMA 的一种优良的替代方法,ET 的住院治疗时间短、价格低,更易被患者接受。Sator-Katzenschlager 等[15]对比耳电针(EA)、耳针(A)和传统止痛剂联合瑞芬太尼在 IVF 取卵术中对疼痛缓解的影响和主观幸福感,认为耳电针在 IVF 取卵术中对减轻疼痛强烈程度、减少瑞芬太尼药物用量有显著作用。孟平和王玲玲[16]研究阴道 B 超引导取卵术中针刺联合用药的阵痛作用和安全性,把 IVF 患者分为针刺联合哌替啶组和单纯应用哌替啶组,取穴为肾俞、次髎、百会、关元、三阴交、合谷、太冲、内关。操作时选用规格为 0.30mm×40mm 毫针(华成牌),进针得气后,行平补、平泻针法,每穴行针 30s,捻转角度 90°,提插幅度 2mm,频率为 60～100 次/分。先俯卧针刺躯干后面腧穴,后仰卧针刺躯干前面腧穴及其他各穴,各留针 30min。留针过程中连接韩氏穴位神经刺激仪(LH202 型),连接方式为肾俞—肾俞、次髎—次髎、同侧三阴交—同侧太冲,频率 2/15Hz,强度以患者感觉舒适为准。研究表明,针刺联合哌替啶组在疼痛等级和疼痛积分方面明显优于单纯哌替啶组,可以认为针刺复合麻醉有安全性高、效力高、取卵术后恢复快、副作用少等优点。王茵萍等[17]对比耳针与盐酸哌替啶在取卵镇痛中的效果,取双侧内生殖器、神门,在穴区以探笔按压,找到阳性反应点后,以长 25mm 毫针针刺,针后小幅度左右捻转 10 次,再接电针(由南京小松电子仪器厂提供),选连续波,留针至手术结束,而对照组患者于术前 10min 肌注盐酸哌替啶(杜冷丁)50mg。最后数据显示,两者在取卵镇痛中的效果相似,但电针更为安全。

此外,关于 TEAS 在取卵镇痛中的应用,我们进行了一项涉及四个生殖中心(北京大学人民医院生殖中心、北京大学第三附属医院、北京妇产医院、山东中医药大学附属第二医院)的单盲、随机对照研究。该研究选择 2013—2014 年前往这四个生殖中心的就诊患者。纳入标准为:①年龄在 20～45 岁的不孕妇女;②接受新鲜周期的 IVF(无论有无卵胞浆内单精子注射)。排除标准为:①患者不符合 IVF-ET 的条件;②有卵巢过度刺激综合征(OHSS)的高风险。所有患者均采用标准长方案,即使用达必佳后给予患者卵泡刺激素(FSH),阴道超声评估卵泡直径,当大于 2 个卵泡直径,即长到 1.8cm 时,给予患者绒毛膜促性腺激素(HCG),36h 后取卵。受试者随机分为两组:Ⅰ组为 TEAS 组(试验组),Ⅱ组为模拟 TEAS 组(对照组)。TEAS 组的机器为交替频率:0.6ms 的 2Hz 和 0.2ms 的 100Hz,并且电流强度为 10～20mA(阈值强度);模拟 TEAS 组为 2/100Hz(10s 工作和 20s 关闭),电流强度为 5mA(略高于阈值强度)。两组所选的穴位完全相同。取前 100 名受试者进行血样收集,测量 β-内啡肽水平。共有 392 名受试者参与了这项研究,其中有 2 名因取卵数超过 5 枚被排除在外,因此,共有 390 受试者的数据可用。结果显示:①患者的年龄、体重指数(BMI)、不孕持续时间、不孕原因、生命体征或卵母细胞数无显著的组间差异;②视觉模拟评分法(VAS)评分显示,无论在取卵后即刻,还是取卵后 1h,试验组较对照组疼痛程度均降低;③VAS 评分显示,在取卵后即刻试验组较对照组恶心程度降低,但是在取卵后 1h,两组的恶心症状无明显差异,这可能是由术后 1h 内症状减轻和呕吐水平降低引起的;④取卵后即刻出现呕吐的,试验组有 2 例,而对照组有 6 例,取卵后 1h 无人发生呕吐;⑤试验组较对照组的血清 β-内啡肽水平明显升高,并且试验组在镇痛前后的血清 β-内啡肽水平明显升高,而对照组镇痛前后的血清 β-内啡肽水平无差异。

关于 TEAS 镇痛的频率选择,既往研究表明,2Hz 频率可刺激大脑释放脑啡肽,100Hz 频率可刺激脊髓释放强啡肽,因此,交替的 2Hz 和 100Hz"密集—分散"刺激模式被证明是最有效的内源性阿片系统激活方法,从而对缓解疼痛也最有效。β-内啡肽是内啡肽的一种,大量存在于垂体中,它能与吗啡受体结合,产生跟吗啡、鸦片剂一样止痛、欣快的类阿片样作用,等同天然的镇痛剂。目前外周给药是否有镇痛活性尚未得知。TEAS 可刺激受试者产生 β-内啡肽,这从侧面也反映出,TEAS 作为一种非侵入性、不影响卵泡质量的操作,在取卵镇痛中具有减轻患者疼痛程度以及恶心、呕吐等不良反应的作用。

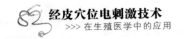

3.2.4 经皮穴位电刺激的机理

中医学认为,疼痛产生的根本要素是气血运行的异常变化和神对这一异常变化的感知,所以,纠正和改善气血运行的异常以及治神是治疗疼痛的关键所在。《黄帝内经》有云"用针之要,在于知调气"、"凡刺之真必本于神";《灵枢·九针十二原》云"欲以微针,通其经脉,调其血气";《灵枢·终始》云"凡刺之道,气调而止";《灵枢·刺节真邪》云"用针之类,在于调气";《素问·宝命全形论》云"凡刺之真,必本于神";《灵枢·本神》云"凡刺之法,先必本于神"。由此可知,针刺兼有调气和治神的功能,因此具有良好的镇痛作用。针刺之调气,即调和气血,一方面,在于调节气血的运行,使之正常运营,气为血之帅,血为气之母,气行则血行,气滞则血瘀,通过针刺使气血运行正常,则血瘀自除经脉自通,故"通则不痛";另一方面,通过针刺可以调节脏腑经络气血的偏盛偏衰,损有余而补不足,使阴阳平衡,气血旺盛,脏腑经络得到温煦濡养,故"荣则不痛"。《针灸聚英》曰:"苍龙摆尾气交流,血气奋飞遍体周。任君疼痛诸般疾,一插须臾万病休。"这是明代医家高武对针刺镇痛效应极为形象的描述。针刺也通过补泻手法调气:泻法排除病变局部经脉中的瘀滞气血,改善循环,恢复全身经脉中的气血平衡;补法能激发穴位的经气,引导气血流向虚少部位,改善组织的营养[18]。

西医则认为针灸疗效的机理主要取决于穴位处、脊髓和脑这三个关键部位的信息产生、传导和整合。穴位是针灸信息产生的起始部位,穴位产生的信息可分为原发信息(初级信息)和继发信息(次级信息)两类。穴位原发信息与针灸穴位的即刻效应有关,而继发信息与针灸的后作用以及脏腑功能的长时程调节效应密切相关。针刺对周围神经的作用实验表明,针刺或电针传导痛觉的神经,一方面可使这一神经中痛觉纤维的传导发生阻滞,即通过针刺,可以抑制痛觉神经向脊髓传递疼痛信息,同时又能抑制脊髓细胞对伤害性刺激的反应,从而减少或阻止痛冲动的传导和痛源部位的传入冲动。因此,在实验研究中用奴夫卡因封闭穴位或其他因素损伤穴位下的感受组织,就可以发现针刺的镇痛效应随之消失。由于这种镇痛是发生于脊髓以下的作用,所以称为针刺对周围神经的作用。这一点在临床的实践中往往表现为周围组织的止痛治疗中(如针刺麻醉、"疼痛取阿是"),具体如肩周炎的治疗中,刺取"肩三穴"(肩髃、肩髎、肩贞)、阿是穴治疗具有立竿见影之效,基本就是通过这方面的机理实现的。实验表明,电针合谷穴可以改变丘脑对疼痛刺激的反应,并降低鼠尾的疼痛反应程度,而临床实践中也常用合谷穴对牙髓引起的疼痛、扁桃体摘除术后的疼痛进行治疗,或用来进行针刺麻醉。

现代研究证实[19],许多中枢神经递质的含量变化与针刺镇痛效应密切相关,其中了解得较多的有乙酰胆碱、5-羟色胺、脑内吗啡样物质、去甲肾上腺素和多巴胺等。总体来讲,通过针刺可以使脑内具有镇痛作用的递质(乙酰胆碱、5-羟色胺、脑内吗啡样物质)数量增加或作用加强,而使拮抗镇痛作用的递质(去甲肾上腺素、多巴胺)减少,从而达到镇痛效应。此外,还有多种氨基酸类递质也参与了针刺镇痛(其详细作用尚待进一步研究),比如电针大白鼠水沟、承浆可使痛阈明显提高,同时皮层内乙酰胆碱的含量也明显增加;而针刺三阳络等穴则使血中的脑内吗啡样物质增加,但组胺并未升高[20]。临床实践中也常用水沟治疗急性扭伤,以及用外关、三阳络等穴治疗偏头痛。更多的实验表明,针刺过程中机体的周围神经系统和中枢神经系统及化学递质都会发生变化,针刺的镇痛作用是机体在针灸刺激下,由神经、体液等多种因素参与并共同完成的、复杂的反应过程,而非某一方面简单的变化反应单独完成的,甚至有些机理尚有待进一步的研究和探讨。需要强调的是,针刺镇痛绝不是痛点转移和心理暗示的结果。针刺镇痛不仅可以提高痛阈和耐痛阈,还可降低情绪反应;既能抑制体表痛,亦可抑制深部内脏的牵扯痛;既能降低痛觉分辨力,又能提高报痛标准。

针刺某些腧穴可提高痛阈/耐痛阈值 65%～180%,且具有全身性作用,起效时间一般在 20～40min,20%～50%患者在 5～10min 即可获效。影响针刺镇痛作用的因素主要有个体差异、穴位特异性、针刺刺激参数、是否得气和针刺时间等。专家学者对针刺镇痛机理研究积累了大量资料,实验结果表明,电针可通过抑制神经递质的释放来抑制痛反应;电针可刺激机体释放及合成肽类物质,与镇痛的调整机制密切相关;针刺可提高 5-羟色胺浓度,在镇痛过程中起重要作用;针刺的镇痛机制与阿片机制、一氧化氮机制、白细胞介素机制等皆有相关性。

3.2.5　选穴依据

《难经》记载:"三焦者,原气之别使也,主通行三气,经历于五脏六腑。原者,三焦之尊号也,故所止辄为原。"原气借三焦之道,贯通运行上、中、下三焦,输送到五脏六腑、头身四肢,因此,将三焦运行的原气驻留于四肢部位的腧穴称为原穴。合谷穴为手阳明大肠经的原穴,功用行气导滞,通经活络,通则不痛,故合谷也有镇痛功效。合谷穴有补气固脱、益气回阳之功,常用于救治气虚晕厥(休克),是回阳九针穴之一。故针刺合谷可补气安神,缓解患者紧张情绪,改善因惊恐耗气而致气虚之心慌、出汗、头晕等症状。其穴首见于《灵枢·本输》"合谷在大指歧骨之间,为原"。《灵枢》曰:"五脏有疾,取之十二原。"古人早有记载合谷用于治疗疼痛性疾病。《席弘赋》云"于连肩脊痛难忍,合谷针时要太冲",说明合谷可疗上肢臂痛、肩背痛。《杂病穴法歌》曰"两手酸痛难抓物,曲池、合谷共肩髃"。《针灸大成》又云"合谷主治破伤风,痹痛筋急针止痛"。这些说明了合谷具有舒筋止痛之功。现代的《中国针灸歌诀》曰:"合谷可治妇女病,滞产难产又痛经。"《现代针灸医案选》中记载了取合谷穴用于针灸麻醉的手术。由此可见,合谷具有提高痛阈的重要作用。临床实践中常用合谷穴对牙髓引起的疼痛、扁桃体摘除术后的疼痛进行治疗,或用来进行针刺麻醉。Hui 等[21]针刺合谷穴研究发现,无论是针灸刺激,还是触觉刺激,都导致躯体感觉皮层出现信号增强,且无论针刺哪只手,都表现为双侧第二躯体感觉皮层(SⅡ,BA$_{43}$)的信号增加。研究结果显示,手针针刺左手合谷穴主要引起对侧 SⅡ 区和右侧(BA$_3$)信号激活,而 TEAS 组并未出现该区的激活。在解剖生理上,SH 区对感觉的定位较差,主要感觉分析粗糙感(麻木感),可能是针感形成的部位。另外有研究表明[22],SⅡ 区可能与针刺镇痛效应的下行调节有关,如电刺激感觉运动Ⅱ区,可通过伏隔核和疆核兴奋中缝大核产生镇痛作用;破坏该区,则电针对中缝大核的抑制作用减弱。该研究比较分析了穴位手针刺激与穴位经皮电刺激激活脑功能区的异同。研究表明,手针刺激与经皮穴位电刺激镇痛是通过激活与痛觉调制相关的多个脑功能区而实现的,但针刺激活的区域要比经皮穴位电刺激更加广泛,激活的程度也更强。

三阴交:三阴交穴属足太阴脾经,又与足厥阴肝经、足少阴肾经交会,是足三阴经的交会穴。足太阴脾主运化,足厥阴肝经环阴器,抵小腹,足少阴肾经属肾络膀胱,肾主生殖,因此针刺三阴交具有疏肝理气、调补肝肾、活血化瘀的功效。通过三阴交调气行血,可使足三阴经气血调和,经络之气运行通畅,达到通则不痛的目的。研究表明[22],针刺三阴交可激活皮质、皮质下边缘系统和小脑与疼痛相关脑区,可能是通过平衡与疼痛有关的中枢网络而减轻疼痛,神经内分泌也可能在治疗中起作用。动物实验表明[23],针刺三阴交可明显提高对热水甩尾测痛大鼠模型的痛阈。针刺三阴交穴可通过盆腔神经丛的调节解除子宫平滑肌痉挛,有防治痛经的功效。

内关:属手厥阴心包经络穴,联系三焦;八脉交会穴,通于阴维脉,是临床常用的镇痛有效穴之一[24]。内关最早见于《灵枢·经脉》"手心主之别,名曰内关,去腕二寸出于两筋之间"。《难经·二十九难》曰"阴维为病苦心痛",故针刺内关具有益气养心、疏通心脉、镇静止痛的功效。《针灸大成·腹痛胀满门》曰:"治疗腹痛首选内关穴。"《标幽赋》曰:"胸满腹痛刺内关。"《玉龙歌》曰:"腹中气块痛难当,穴法宜向内关防,八法有名阴维穴,腹中之疾永安康。"《席弘赋》云"肚疼须是公孙妙,内关相应必然廖",说明内关治疗腹痛有效。在分娩镇痛应用上,针刺内关穴的镇痛效果明显,对新生儿预后无明显影响,不会造成新生儿呼吸抑制,同时不影响子宫收缩,未见产后出血的发生。

足三里:足阳明胃经合穴,胃下合穴,具有健脾和胃、调气和血、疏通经络的作用。足三里穴记载见于《灵枢·经脉》"以下髀关,抵伏兔,下入膝膑中,下循胫外廉,下足跗,人中指内间"。大量针刺足三里治疗疼痛的实验研究表明,在大鼠中脑导水管周围灰质(PAG)腹外侧存在与足三里作用相关的区域,PAG 有神经纤维投射至延髓腹侧尾端的网状核(LRN)。有研究显示,大鼠孤束核、网状核以及迷走神经背核区在接受刺激以后,P 物质(SP)均表现为阳性,且孤束核分布最多。闫国平和李积胜[25]研究认为,SP 通过 NK-1 受体的介导,作用于 LRN,通过其释放 SP 产生镇痛效应。电针足三里后,发现由于外周炎症引起的 PAG 部位Ⅰ型白细胞介素-1 受体基因(IL-1RI mRNA)表达升高的现象得到了抑制,痛阈明显升高。电针足三里穴对内脏痛模型大鼠的疼痛具有良性调节作用,电针足三里穴后内脏痛模型大鼠腹部收缩反应可明显减轻,与内脏痛组动物比较疼痛指数有显著差异,其机制可能与其调节延髓内脏带内免疫阳性神经元和星形胶质细胞的功能活动有关。电针内脏牵拉痛大鼠模型双侧足三里穴可产生镇痛作用,通过激活肌间神经丛内含脑啡肽(ENK)神经元,释放 ENK,从而抑制乙酰胆碱酯酶(AChE)和 P 物质的释放。

总之,针刺镇痛作为一种古老的镇痛方法,在中国已使用上千年之久,经皮穴位电刺激作为改善的针刺镇痛,对于妇科疾病、术后镇痛有显著疗效。取卵在 IVF-ET 周期中扮演重要角色,取卵镇痛的方法虽然有很多,但是目前无法评估药物性镇痛对卵细胞的质量影响。经皮穴位电刺激作为一种非侵入性、非药物性的镇痛方法,可以通过升高体内的 β-内啡肽水平,显著降低患者取卵镇痛中的疼痛、恶心、呕吐等不适;同时,其避免了药物性镇痛对卵细胞质量的影响,是我们取卵镇痛中一种较为合适的选择。

本节参考文献

[1] 李中琳，孙莹璞，宋文妍. 人类辅助生殖技术中的诊疗策略及伦理[J]. 医学与哲学，2007，28(12)：70—71.

[2] Raitio A，Jarvelin M，Joffe M，Martikainen H，Hartikainen AL. Trends and international comparisons in infertility in circumpolar areas[J]. International Journal of Circumpolar Health，1998，57：123.

[3] 胡丰美，王丽卿，聂渝琼，张梅. 瑞芬太尼、芬太尼分别复合丙泊酚用于经阴道穿刺取卵术的临床观察及护理[J]. 中国基层医药，2014，21(3)：471—473.

[4] 吴远菲，杨旭辉，方瑞玲，等. 经阴道穿刺取卵术中不同镇痛方法的应用效果比较[J]. 海南医学，2014，(22)：3379—3381.

[5] Lenz S，Lauritsen JG，Kjellow M. Collection of human oocytes for in vitro fertilisation by ultrasonically guided follicular puncture[J]. Lancet，1981，317(8230)：1163—1164.

[6] Lenz S，Lauritsen JG. Ultrasonically guided percutaneous aspiration of human follicles under local anesthesia：A new method of collecting oocytes for in vitro fertilization[J]. Fertility and Sterility，1982，38(6)：673—677.

[7] 孙丽珠. 针刺治疗痛经 88 例临床观察[J]. 针灸临床杂志，2008，24(6)：24.

[8] 苗广宇，徐国庆. 针灸联合中药热敷治疗慢性盆腔炎 50 例[J]. 中国疗养医学，2006，15(6)：424.

[9] 韩玉芬，侯丽辉，周亚杰，吴效科. 子宫内膜异位症的中医药治疗概况[J]. 中医杂志，2007，48(11)：1040—1042.

[10] 秦必光，胡北喜，张兰英. 中国近 10 年针刺复合麻醉临床研究概况[J]. 针刺研究，2003，28(4)：303—306.

[11] Penetar DM，Burgosrobles A，Trksak GH，Maclean RR，Dunlap S，Lee DYW，et al. Effects of transcutaneous electric acupoint stimulation on drug use and responses to cue-induced craving：A pilot study[J]. Chinese Medicine，2012，7(1)：1—10.

[12] Zhao W，Wang C，Li Z，Chen L，Li J，Cui W，et al. Efficacy and safety of transcutaneous electrical acupoint stimulation to treat muscle spasticity following brain injury：A double-blinded，multicenter，randomized controlled trial[J]. PLOS ONE，2015，10(2)：e0116976.

[13] Stener-Victorin E，Waldenstrom U，Wikland M，Nilsson L，Hagglund L，Lundeberg T. Electro-acupuncture as a peroperative analgesic method and its effects on implantation rate and neuropeptide Y concentrations in follicular fluid[J]. Human Reproduction，2003，18(7)：1454—1460.

[14] Humaidan P，Stenervictorin E. Pain relief during oocyte retrieval with a new short duration electro-acupuncture technique — an alternative to conventional analgesic methods[J]. Human Reproduction，2004，19(6)：1367—1372.

[15] Sator-Katzenschlager SM，Wolfler MM，Kozeklangenecker SA，Sator K，Sator P，Li B，et al. Auricular electro-acupuncture as an additional perioperative analgesic method during oocyte aspiration in IVF treatment[J]. Human Reproduction，2006，21(8)：2114−2120.

[16] 孟平，王玲玲. 针刺复合麻醉对不同痛阈患者的镇痛效果[J]. 中国针灸，2009，29 (1)：29−31.

[17] 王茵萍，邢剑秋，俞明，等. 耳针在体外受精—胚胎移植取卵术中镇痛作用的观察[J]. 上海针灸杂志，2011，30(1)：33−34.

[18] 王晓华. 针刺镇痛在体外受精—胚胎移植经阴道超声穿刺取卵术中的应用[D]. 山东中医药大学，2011.

[19] 郭长青，张莉. 针灸学现代研究与应用[M]. 北京：学苑出版社，1998.

[20] 罗永芬. 腧穴学[M]. 上海：上海科学技术出版社，1996.

[21] Hui KK，Liu J，Makris N，et al. Acupuncture modulates the limbic system and subcortical gray structures of the human brain：Evidence from fMRI studies in normal subjects [J]. Human Brain Mapping，2000，9(1)：13.

[22] 龚萍，张明敏，王棋，等. 针刺三阴交对痛经患者脑葡萄糖代谢的影响[J]. 中国针灸，2006，26(1)：51−55.

[23] 郭之平，吕霞霞，赵惠琴. 针刺防治原发性痛经 39 例[J]. 陕西中医，2003，24(12)：1120−1121.

[24] 周晓平. 内关穴临床应用体会[J]. 实用医学杂志，1998，(10)：776.

[25] 闫国平，李积胜. P 物质参与大鼠外侧网状核痛觉调制的可能机制[J]. 基础医学与临床，2003，23(5)：568−569.

3.3　经皮穴位电刺激技术在胚胎移植中的应用

胚胎移植是指将体外受精得到的胚胎，移植到生理状态相同的母体内，使之继续发育为新个体的技术。体外受精—胚胎移植(in vitro fertilization and embryo transfer，IVF-ET)是辅助生育技术的核心部分，也是近代医学中治疗不孕患者的重要方式[1]。随着医学技术的发展，胚胎移植成功率已逐步提高至目前的 30%～50%，然而仍不能满足人们日益增长的生育需求。不断更新的控制性超排卵药物及给药方案能在短时间内募集到较多卵泡，胚胎培养技术的进步和培养体系的完善大大提高了受精率和卵裂率，且体外受精胚胎培养、冷冻及解冻等实验室操作技术已趋于稳定[2]，因而临床上常常有较高质量的胚胎进行移植，但只有少数胚胎能够成功着床，尤其在自然周期 IVF 过程中，其临床妊娠率更低[3]。因而，寻求如何提高临床妊娠率已经成为人们研究的重点。

影响 IVF-ET 成功率的因素很多,主要有年龄、胚胎质量、子宫内膜容受性、移植胚胎质量和数量等[4]。有文献[5]指出,胚胎移植中有 50%～75% 的妊娠丢失是由于胚胎着床失败,其中胚胎质量约占着床失败的 1/3,另外的约 2/3 则是子宫内膜容受性差所引起的[6]。目前,体外受精胚胎培养、冷冻及解冻等实验室操作技术已趋于稳定[7],因此改善子宫内膜容受性是提高临床妊娠率的关键。子宫内膜容受性就是指子宫内膜对胚胎的接受能力,目前主要使用中药治疗、激素调节、机械刺激[8]、增加微循环、手术治疗等方法来改善其容受性,然而尚无明确而有效的治疗措施。

中医认为,不孕症主要是肾气不足,肝郁气滞以致冲任气血失调引起的。历代医家对不孕症的诊治极为重视,根据"求子之道,首先调经"的指导思想,治疗以调经为主,有较完整的理论体系和长期的临床实践,积累了相当丰富的临床经验,至今仍具有指导意义。由此可见,中医治疗不孕,主要在于调经养气。中医针灸治疗不孕症历史悠久并且获得良好的疗效,是祖国传统医学的瑰宝之一。针灸具有操作安全、简单适用、经济有效、无毒副作用等优点,尤其是它特有的双向调节作用,能够使人体的阴阳、气血、脏腑等功能趋于平衡稳定,从而改善机体的状态,促使胚胎着床。现代研究发现,将针灸应用于辅助生育技术中可获得比较理想的效果,针灸也被愈来愈多的国家和地区所接受。传统针刺操作手法复杂,要求较高,而经皮穴位电刺激则操作更加简易,损伤更小,且应用现代物理学研究技术将针刺效应进行量化,更有利于临床操作,同时经研究证实其具有完全等同甚至优于传统针灸的作用[9,10]。本节主要概述经皮穴位电刺激对胚胎移植结局的影响。

3.3.1 提高临床妊娠率

自 1999 年 Stener-Viction 等[11]首次报道电针能提高 IVF 的临床妊娠率以来,针灸在 IVF 中的作用受到了国内外的广泛关注。学者们开始应用不同的针灸方法如针刺、电针、经皮穴位电刺激等,来研究其在 IVF/卵细胞浆内单精子注射(ICSI)中的作用,大多数学者都获得了良好的治疗效果。

1)针刺能提高临床妊娠率

张明敏等[12]和 Paulus 等[13]在胚胎移植日于胚胎移植前后进行体针和耳针的针刺干预。张明敏等的研究结果中,两组临床妊娠率分别为 46.0% 和 26.0%($P < 0.05$);Paulus 等的研究结果中,两组临床妊娠率为 42.5% 和

26.3%（$P<0.05$）。相对于对照组，他们的研究中针刺组均获得了较高的临床妊娠率，为辅助生殖技术开启了新的探索方向。Chang 和 Chung[14] 提出，针刺治疗没有显著副作用并且相对容易进行，作为辅助生殖技术（ART）的辅助治疗措施不失为一种较好的选择，而且对一些耐受性差、不能使用激素促排卵的患者等，也可以作为一种有效的治疗手段。

为进一步证实针刺治疗在 IVF-ET 中的作用，张明敏等[15] 进行了第二次研究，采用随机安慰对照方法，将研究纳入的 210 例患者进行完全随机分组，在针刺治疗组和空白对照组的基础上，增加了安慰针灸组。针刺治疗组选择了和初次实验相同的穴位，以及相同的针刺时间和方法，而安慰针灸组患者采用安慰针灸针[16] 代替一次性不锈钢毫针进行治疗。在加入安慰针灸组后，针刺治疗组的妊娠率依旧高于空白对照组，同时也高于安慰针灸组，分别为44.3%、24.3%、27.1%（$P<0.05$）。这次研究在一定程度上排除了针刺治疗的安慰剂作用，同时通过观察 3 组患者的子宫结合带的收缩频率，发现针刺治疗组患者胚胎移植后子宫结合带的收缩频率低于另外两组。张明敏等提出，在胚胎的移植过程中，针刺治疗可能是通过减少子宫结合带收缩的频率以提高妊娠率。

Westergaard 和 Mao[17] 为验证针刺治疗在 IVF-ET 中的作用，进行了一次前瞻性的随机对照研究。该实验纳入 300 例行 IVF-ET/ICSI 治疗的患者，随机分为三组：第一组只在胚胎移植日进行针刺治疗，针刺治疗的穴位、时间以及方法与 Paulus 等[13] 的研究一致；第二组在胚胎移植日接受与第一组一样的治疗，但在移植后 2d 选取百会、中极、归来、血海、三阴交、足三里、合谷穴进行再一次针刺治疗；第三组是空白对照组。实验得出，第一组患者的临床妊娠率、持续妊娠率以及活产率均高于对照组（$P<0.05$）；第二组的妊娠率和活产率也高于对照组（$P<0.05$）；但研究发现第二组患者的早期流产率稍高于对照组和第一组，虽然没有统计学意义，可在一定程度上提示胚胎移植后 2d 进行针刺治疗没有明显的正性作用。Westergaard 和 Mao[17] 的研究也得出在胚胎移植日进行针刺治疗能够提高 IVF 妊娠率的结论，同时在他们的报道中提出，如果针刺治疗在 ART 中只起到安慰剂的作用，那么胚胎移植后 2d 接受针刺治疗的患者的妊娠率应该随着针刺次数的增加而提高，但是结果却发现没有发生明显改变，这就不能简单地认为针刺治疗只起到安慰剂的作用。研究结果还显示，在第一组患者中，年龄大于或者小于平均水平的患者的临床和持续妊娠率均高于对照组，但是在年龄大于 38 岁的患者中却得出了相反的

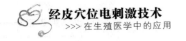

结论,从这一方面也能排除针刺治疗的安慰剂作用。

Dieterle 和 Ying[18]提出,在 IVF-ET 治疗的黄体期行针灸治疗,可以有效提高 IVF 的成功率。在他们的研究中共纳入 225 例行 IVF-ET/ICSI 治疗的患者,安慰针治疗组作为对照组。研究结果显示实验组临床妊娠率高于对照组(33.6% vs. 15.6%),且继续妊娠率也高于对照组(28.4% vs. 13.8%),均有统计学意义。实验组患者于胚胎移植后接受 30min 针刺治疗,选取的穴位有关元、气海、归来、内关、血海、地机,同时针刺神门、子宫、内分泌等穴位。在胚胎移植后 3d 实验组的患者接受第二次治疗,选穴合谷、三阴交、足三里、太溪、太冲。而对照组的患者选取了不同的穴位进行针刺,穴位与实验组数目相同但位置不同,这些穴位对生殖没有影响。这个实验排除了人们对安慰针灸针穴位按摩作用的质疑。

Smith 和 Coyle[19]的研究认为,针刺治疗作为一种辅助治疗,在胚胎移植中可能起到一些小的治疗效果。实验结果得出针刺组的临床妊娠率为 31%,安慰剂对照组为 23%,两组间没有显著差异。同时研究报道针刺治疗组年龄在 35 岁左右的患者其临床妊娠率高于对照组(50% vs. 33%),而且 18 周的持续妊娠率也高于对照组(28% vs. 18%),可是均无统计学意义。Smith 和 Coyle 认为这样的结论可能是因为在他们的研究中,所选的患者年龄段本身就属于低妊娠率的阶段。

然而也有研究者指出针刺不影响妊娠结局。Domar 等[20,21]和 Moy 等[22]的研究发现,在这一阶段介入针刺治疗,对 IVF-ET 治疗的结局并没有明显的意义,但是在 Domar 等的研究中,针刺组患者的焦虑发生明显转移,表示心情放松、乐观。El-Toukhy 等[23]也发现,在 IVF-ET 治疗过程中,于取卵时配合针刺治疗,在妊娠率方面没有明显差异;同时通过对 8 个胚胎移植日配合针刺治疗的研究进行分析,得出临床妊娠率和活产率的比较结果没有差异,提出目前研究结果以及数据不足以证明附加针刺治疗可以提高 IVF 治疗的临床妊娠率。Balk 和 Catov[24]的研究也是在胚胎移植日进行针刺治疗,获得的临床妊娠率分别为 64.7% 和 42.5%（$P>0.05$）,实验组的临床妊娠率高于对照组,但没有统计学意义。Qu 等[25]也认为在 IVF 或 ICSI 中针刺没有明显意义。So 和 Ng[26]进行的随机双盲研究甚至提出了相反结论,表示安慰剂组的患者总妊娠率比针刺治疗组的高(55.1% vs. 43.8%,$P<0.05$),但继续妊娠率和流产率没有差异。虽然针刺治疗组患者血清皮质醇浓度及患者的焦虑水平均下降,但均无统计学意义。也对针刺治疗的作用进行了总结和分析,提出

针刺治疗组患者的临床妊娠率显著高于未接受针刺治疗组的患者,但两组的持续妊娠率和活产率没有显著差异[27]。

但是 Zheng 和 Zhang[28]通过系统的审查和荟萃分析,提出针刺在控制性超排卵期间能提高女性 IVF 妊娠结局,如果有个性化的针灸方案则会有预期的积极影响。从这些研究报道来看,在胚胎移植日介入针刺治疗,在一定程度上能够促进胚胎的着床,并且没有发现明显的副作用,因此认为针灸还是安全的。刘新玉等[29]通过给模拟 IVF-ET 大鼠施以针刺,从实验角度证明了针刺能显著改善胚胎着床障碍的着床率,且无胚胎毒性。

随后 Manheimer 和 Zhang[30]经过 Meta 分析证实,在胚胎移植日给予针刺治疗可以提高 IVF-ET 治疗患者的临床妊娠率和活产率。还有研究认为采用中药加针刺治疗,可以显著提高解冻周期的成功率[31],在研究中纳入 57 例行 IVF-ET/ICSI 治疗后新鲜周期失败、欲行胚胎解冻移植术的患者,随机分为治疗组和对照组两组。治疗组针刺治疗的时间是在进行胚胎移植前 1 天、胚胎移植当天和胚胎移植后 1 天,之后在确定妊娠前再针刺治疗 3 次(每周 1 次),选取穴位为百会、内关、血海、足三里、三阴交、太冲、气海、肾俞,采用的手法为补法,留针时间为 30min,配合中药。该研究提出配合针刺治疗可以提高解冻移植周期患者的妊娠率(60% vs. 31%,$P<0.05$)。这次研究重点观察了针刺治疗在子宫内膜容受性方面的积极作用,并且实验结果也进一步验证了这一理论。

2)电针改善 IVF/ICSI 妊娠结局

近年来又有研究发现,对实施 IVF-ET 的患者进行电针干预可改善卵的质量,提高妊娠率[32]。为进一步研究在 IVF-ET 治疗中电针作用于不同证型不孕症患者间的区别,崔薇和孙伟[32]随后又将接受 IVF-ET/ICSI 治疗的 126 例患者根据中医辨证分为肾虚型、肝郁型、痰湿型三组,和第一次采用相同的针刺时间、方法以及穴位,分别进行电针介入治疗。对患者进行证型分组后分别进行电针干预,研究发现肾虚型和肝郁型两组患者的受精率、种植率和临床妊娠率高于痰湿型,肝郁型优质胚胎率高于痰湿型($P<0.05$),均有统计学意义,而且电针治疗对不同证型的不孕症患者的疗效也存在差异[33]。孔凤云等[34]的究结果表明,在 IVF-ET 过程中配合电针治疗可通过促进患者体内人白细胞抗原-G(HLA-G)含量升高,提高胚胎分泌的 HLA-G 水平,进而改善患者的妊娠情况,提高妊娠率。还有研究发现,电针辅助治疗能有效防治 IVF 过程中卵巢过度刺激综合征(OHSS)发生,且不会降低 IVF-ET 优胚率及妊

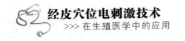

娠率[35]。

Li 等[36]进行多中心前瞻性随机对照试验,其目的在于优化临床设计,包括刺激的频率及针刺穴位,探索其作用机制及进行安全性评估。该研究包括四部分:(1)研究针刺的有效频率及针刺穴位。此研究组随机选取 900 名受试者,分成标准治疗、假针刺治疗、2Hz 针刺治疗、100Hz 针刺治疗,其结果显示临床 2Hz 组妊娠率及活产率优于其他三组。他们进行的针刺穴位的对比试验显示,腹部针刺组的临床妊娠率及活产率优于四肢刺激组及四肢＋腹部组。(2)分析针刺不同适应证:①不同年龄组的对比分析显示,在对比组及针刺组中,随着年龄的升高,其临床妊娠率逐渐降低,其中 26～35 岁针刺组的临床妊娠率较高。②不同不孕原因组的对比组显示,针刺治疗对由女性因素及双方因素引起的不孕症有效,对仅为男性因素引起的不孕症效果欠佳。③不孕时间及针刺在 IVF 助孕的成功率研究结果显示,对不孕时间少于 10 年的患者,其针刺效果较好,而随着不孕年限的增长,其针刺效果逐渐降低。(3)通过视觉模式及血浆皮质醇水平评估 IVF-ET 心理压力的作用。研究结果显示,视觉模式评估在各个对比组中无明显差异,血浆皮质醇水平在 2Hz 治疗组明显低于其他实验组。(4)分析针刺治疗对子宫内膜容受性的作用。研究显示,2Hz 针刺治疗组中黄体酮水平明显高于对比组,雌激素水平在治疗组及对比组中无明显不同。2Hz 治疗组中子宫内膜内整合素 $\alpha_1\beta_1$、$\alpha\nu\beta_3$ 及白血病抑制因子(LIF)含量明显升高,$4\beta_1$ 或肝素结合性表皮生长因子(HB-EGF)含量无明显改变。

3)经皮穴位电刺激是提高 IVF 结局的新方法

Zhang 等[37]研究经皮穴位电刺激对 IVF/ICSI 的影响,纳入 330 例患者随机分为 Mock TEAS 组、Single TEAS 组和 Double TEAS 组。三组在移植后 30min 进行干预治疗,选穴中脘、关元、肾俞、足三里、太溪。Mock TEAS 组参数为频率 2Hz,强度 5mA,时间 30min;Single TEAS 组和 Double TEAS 组参数为频率 2Hz,强度 10～12mA,时间 30min;Double TEAS 组在移植前 24h 仍干预一次,选穴血海、地机、子宫、归来,参数为频率 2Hz,强度 15～20mA,时间 30min。结果显示,Mock TEAS 组临床妊娠率、胚胎着床率、活产率(29.3％、15.0％和 21.2％)分别显著低于 Single TEAS 组(42.7％、25.7％和 37.3％)和 Double TEAS 组(50％、25.9％和 42％),说明 IVF-ET 的移植前后进行经皮穴位电刺激可以提高临床妊娠率,提出了一个更安全、方便、有效地提高 IVF 结局的新方法。进一步研究经皮穴位电刺激对 IVF-ET 患者妊娠结局的影响,结果发现在胚胎移植日进行低频(2Hz)、低电流强度经皮电刺激治疗可以提高 IVF-ET/ICSI 患者妊娠率,改善患者妊娠结局[38]。徐梅等[39]的研究也发现,经皮穴位电刺激对反复着床失败的冻融胚胎移植患者的妊娠率有积极影响,观察组着床率、临床妊娠率均大于对照组,且差异有统计学意义(23.7% vs. 13.9%,42.7% vs. 26.6%,$P<0.05$)。

Zheng 等[40,41]的 Meta 分析提出,针灸可以改善 IVF 患者的妊娠结局,对照组或者针灸次数不同,其结果也会不同,而且增加体表穴位刺激强度(如经皮穴位电刺激)可能获得相同或更好的治疗效果。还有学者提出,不同时间进行针刺治疗,也会导致不同的治疗结局[42]。

3.3.2 中医认识及针灸选穴治疗

传统中医认为"肾藏精,肾主生殖",夫妻之肾精充足,方能摄胎成孕;"脾为气血生化之源",气能载胎,血能养胎;"肝主疏泄,肝藏血",肝气调达,气血和畅,方能载胎养胎。《医宗金鉴·妇科心法要诀》载:"任脉通,太冲脉盛,月事以时下,故能有子。"中医理论认为,脏腑、天癸、气血、冲任、督带与胞宫是女性生殖系统的生理基础,其中肾、天癸、冲任、胞宫是中心环节,从而形成了"肾—天癸—冲任—胞宫"生殖轴,这与现代西医学所提出的下丘脑—垂体—性腺轴有一定的相似之处。"肾—天癸—冲任—胞宫"生殖轴的功能正常,才能保证胚胎着床的顺利进行,因而选穴时要遵循补肾养血、调和冲任的治疗原则,故针灸促孕多选择肝脾肾三经及任脉的腧穴。如关元穴为肝脾肾三经与任脉之会,可补肾培元、充精生血、通调冲任;足三里为人体强壮要穴,可补益脾胃以助气血生化之源;中极属任脉经穴,可通调冲任之气;《针灸大成》载"子宫治妇人久无子嗣",因此子宫穴是临床治疗月经不调、不孕症的经外奇穴。以上诸穴加以配穴可补肾填精、益气生血、任通冲盛,使得胞宫得养,胎孕乃成。

1)移植前 24h

选穴原则:行气通络,活血养血。

血海穴为足太阴脾经穴位,又称为血郄,别名为"百虫窠",最早见于《针灸甲乙经》,可用于治疗女性月经不调、不孕、带下、崩漏等妇科疾病。血海穴能够运化脾血、化血为气,是脾经之血深聚之处,因而为生血和活血化瘀的要穴,可治疗血分诸症。

子宫穴为经外奇穴,具有调经理气、升提下陷之功,出自《针灸大全》。《针灸大成》提到子宫穴能够治疗"妇人久无子嗣"。胞宫的主要功能为产生月经和孕育胎儿，而该穴作为治疗胞宫疾病的特效穴位，可治疗女性不孕、月经不调、阴挺等妇科疾病。针刺子宫穴可以条达气机、活血通络。

地机穴为足太阴脾经之郄穴，是脾经之气深聚部位，具有健脾调经、渗湿止带之功，可治疗急症、血症。正如《百症赋》所说："妇人经事常改，自有地机、血海。"针刺地机穴可以健脾和血，理气调冲止痛，缓解宫缩，改善血液循环，对治疗痛经有良效。

归来为足阳明胃经的穴位，又称溪穴，早见于《针灸甲乙经》。"归"，还也；"来"，返也，指其有恢复和复原之意，具有理气调经、活血止痛之功，因而也有"归来如当归，皆妇科之良方"之话，可知归来穴可理气健胃，运化水谷精微，活血行血，改善血流情况。

2）移植后 30～120min

选穴原则：健脾补肾，益气和胃。

中脘为胃之募穴，属于任脉穴位，又有"太仓"、"上纪"、"中管"、"胃脘"等别名，最早记载于《针灸甲乙经》，可治一切腑病，为八会穴之腑会，主要作用是梳理中焦气机、振奋脾胃、调补中气，从而达到补后天而资先天的目的。现代研究中发现中脘有双向调节胃肠蠕动的功能，还可改善心悸、失眠等心情焦虑症状，从而促进脾胃调和。

肾腧为肾之背俞穴，属于足太阳膀胱经的穴位，为脏腑气血深聚之处，具有补肾益气、填精健骨之效。《医学入门》指出肾俞"主诸虚，令人有子"。肾"主蛰"、"主生殖"，为封藏之本、先天之本，因而生殖系统疾患多与肾相关。故治疗不孕应首先补肾填精，首选肾俞，以达到怀孕目的。

太溪出现于《灵枢·本输》，又名吕细，是足少阴肾经之穴，为肾经的腧穴和原穴，是十二源之根本，具有功效补肾填精、清热生气之效。《灵枢·九针十二原》提出"五脏有疾者，当取十二原"。因而治疗肾系病症应选取太溪穴，配伍肾俞穴，可对肾虚原发性不孕有良好效果。另外，针刺太溪穴还可以缓解患者紧张焦虑的情绪，具有安神之效。

关元早见于《灵枢·寒热病》，为小肠之募穴，属于任脉穴位，具有培元固精、温肾调经之效。它是一身元气所在，冲、任、督脉均起于此处，因而称为"一源三歧"。《难经》称其为"人之生养之本"。现代研究发现，灸刺关元穴可调节性激素水平，增加内膜厚度，从而使妊娠结局得以改善。

足三里属于足阳明胃经穴位，是胃经的合穴和下合穴，为强身之要穴，《四总穴》中指出"肚腹三里留"。它具有生化胃气、健脾燥湿之功，因而长按足三里可以补中益气、调和脾胃、化湿活络、扶正祛邪，从而提高机体免疫力，改善机能。

3.3.3 提高妊娠率的机理

现代医学认为通过针灸可以改善子宫内膜容受性、缓解情绪等，从而提高临床妊娠率。子宫内膜容受性是指子宫内膜接受胚胎着床的能力，是其处于允许胚胎黏附、穿入内膜并着床的一种状态，此时也称为"植入窗口期"或"种植窗期"。种植窗期受严格的时间和空间的影响。很多学者研究发现，自然月经周期排卵后的 $6\sim9d$ 为其容受的最佳时期，ART 中的促排卵周期则会使这一状态提前 $1\sim2d$。子宫内膜容受性是影响胚胎着床的重要因素之一，子宫内膜与胚胎发育的不同步性阻碍了胚胎的着床，从而影响妊娠结局。人们普遍认为改善子宫内膜的厚度及类型可以影响妊娠结局，然而也存在着组织学正常而胚胎着床失败的现象。随着现代医学的发展，对子宫容受性的影响因素有了进一步认识，雌二醇和黄体酮、细胞形态学的胞饮突、分子生物学水平的整合素家族（intergrins）、白血病抑制因子（LIF）和肝素结合性表皮生长因子（HB-EGF）以及它们的调控因子如 HOXA-10 基因等，都对胚胎着床有重要的调节作用。

调节下丘脑—垂体—卵巢轴（HPOA）可改善激素分泌。有研究表明，在子宫和卵巢神经的体表分布区（下腹部）进行低频电针治疗出现最强的卵巢血流反应，证明低频电针可以增加卵巢血流量，从而调节交感神经系统活动，影响自身激素的分泌[43]。由此可知，针灸能影响促性腺激素释放激素（GnRH）神经元的活动，调节 GnRH 的分泌，对 HPOA 发挥双向良性调整作用[44]，从而促进排卵和改善卵泡质量，改善内膜容受性，提高受精率、卵裂率和妊娠率[32]。

程丽娜等[45]通过动物模型提出，电针可能是通过促进去卵巢大鼠脂肪和肝组织中芳香化酶的活性，促使雄激素更多地转化为雌激素，从而提高血雌二醇（E_2）的水平。陈伯英等[46]通过动物实验提出，电针有可能促进去卵巢大鼠肾上腺内侧区细胞合成和代谢，促进肾上腺分泌雄激素，再转化为雌激素，代偿因卵巢切除引起的雌激素不足。有研究发现，短时针刺可以使小鼠黄体酮（P）峰值提前[47]，对不孕患者连续两次的针灸可以提高 P 的水平[48]。另外，对早孕大鼠进行针刺，可以显著提高黄体酮及孕激素受体（PR）水平[49]。李沛等[50]的临床研究结果与其在动物实验中[51]的结果一致的是，针刺治疗可以抑制卵巢性激素（E_2、T、P）的分泌。且有研究表明，移植前后行经皮穴位刺激可能会暂时调节性激素水平,促使黄体酮的升高,从而提高妊娠率[52]。上述研究结果均证实了针刺治疗在生殖内分泌方面具有调节作用。

1)改善子宫动脉血流

现在已有的很多研究已经把内膜下血流作为子宫内膜容受性的评价标准[53,54]。胚胎着床时卵巢—子宫血流灌注不佳,阻力偏高,影响胚胎的着床。Stener-Victorin 等[55]的动物实验研究揭示,低频的电针刺激能够通过卵巢交感神经反射性地增加大鼠发情期卵巢的血流,而经过 10～14d 的电针刺激,到胚胎移植时,原先较高的子宫动脉血流搏动指数(pulsative index, PI)明显降低,接近正常范围[56]。张明敏等[49]认为,胚胎移植后可以引起子宫收缩,在胚胎移植前后进行针灸干预可以通过减少子宫内膜结合带的收缩频率来提高妊娠率。在 Stener-Vietorin 和 Lundeberg[57]的研究中,电针治疗 10～14d 至胚胎移植时,患者子宫动脉血流动力指数 IP 值显著降低并接近正常范围,子宫动脉血流增多,这可能有利于子宫内膜生长,使之更容易接受胚胎植入。

Ho 和 Huang[58]将 44 位行 IVF-ET/ICSI 治疗的患者随机分为电针刺激组和对照组,电针组一周治疗 2 次,共治疗 2 周,是从 IVF-ET 治疗第 2 天开始到取卵前,选择的穴位为太冲、三阴交、水道、子宫、气海、关元。实验结果发现两组的妊娠率(30% vs. 28.6%)没有统计学差异,电针刺激组患者的双侧子宫平均动脉搏动指数(PI)在电针治疗后显著降低,而在对照组没有明显改变。研究认为,电针疗法对于降低子宫动脉血流阻抗起到一定作用。Ng 等[59]认为针刺可以改善子宫血流量,减少宫缩,减轻患者心理压力,提高妊娠率。李玉等[60,61]观察发现,经皮穴位电刺激能改善 IVF-ET 患者子宫内膜供血以促进子宫内膜生长,调节血清雌激素水平,从而为胚胎着床创造良好环境,增加妊娠概率。将 90 例 IVF-ET 周期中因不明原因子宫内膜生长不良而受孕失败的患者随机分为两组,观察组从月经周期第 5 天起给予经皮穴位电刺激进行干预,直到下次月经来潮,一个自然月经周期为 1 个疗程,共观察 2 个疗程,之后行冻融胚胎移植。自月经第 5 天起进行 HANS 治疗,每天 1 次,直至排卵日,排卵后给予黄体酮(100mg/d)黄体支持,排卵后 3d 行胚胎移植术。经皮穴位电刺激(即 HANS 治疗)采用频率为 100Hz,作用于天枢、大赫、子宫、三阴交等 4 对穴位,每天 1 次,每次 30min。对照组于复苏周期当月月经第 5 天起口服戊酸雌二醇(2mg/d),口服 12d 后加用黄体酮(100mg/d)进行黄体支持。两组移植术后隔天肌肉注射 HCG 2000U,共用 3 支。结果显示,观察组移植前内膜厚度及内膜类型较对照组改善明显($P < 0.05$)。子宫内膜

下血流参数中,观察组阻力指数(RI)及波动指数(PI)明显低于对照组,差异有统计学意义($P<0.05$)。临床妊娠率方面,观察组高于对照组,差异有统计学意义($P<0.05$)。因此得出结论,经皮穴位电刺激能促进子宫内膜生长,改善子宫内膜容受性,促进胚胎着床,提高临床妊娠率。Shuai 等[62]的研究也发现,TEAS组相比模拟 TEAS 组有较好内模血流指数及较高的妊娠率。

2)调节子宫内膜发育的相关因子表达

动物实验表明,针刺可促使大鼠子宫内膜腺体发育良好,改善血清 E_2 水平[63],还可增加大鼠子宫内膜 VEGF 的表达,增加植入期子宫内膜的容受性,从而有助于胚胎着床[64]。VEGF 的表达目前也被证实与 OHSS 中血管通透性的增加有关[65]。国内有动物实验证明,针刺治疗能够降低乳腺增生大鼠血清 VEGF 的含量[66],电针治疗可以抑制小鼠的炎症反应,减少 IL-6 的释放[67],改善子宫内膜容受性。

目前,代表子宫内膜容受性的相关标记物研究日渐成熟,包括代表形态学评价标准的胞饮突、整合素($\alpha_1\beta_1$、$\alpha_4\beta_1$ 与 $\alpha\nu\beta_3$)、细胞因子(LIF、HB-EGF 等)的表达。有研究表明,在胚胎移植前后行 TEAS 治疗可以增加整合素 $\alpha_1\beta_1$、$\alpha_4\beta_1$ 与 $\alpha\nu\beta_3$ 的表达[38],促进胞饮突的发育,改善 LIF、HB-EFG 的表达[52],从而改善子宫内膜容受性,提高妊娠率。冯雪花[52]将准备行冻融胚胎移植的 90 例患者随机分为对照组 45 例和观察组 45 例两组。在非胚胎移植周期对两组患者进行子宫内膜容受性相关因素的研究,所有患者均在此周期进行 B 超监测排卵,以确定排卵日并监测内膜类型。观察组于排卵后第 2 天和第 3 天分别以胚胎移植前后的穴位进行经皮穴位电刺激,即胚胎移植前 24h,选穴为血海、子宫、地机、归来,频率为 2Hz,电流为 $20\sim25$mA,时间为 30min;胚胎移植后 $0.5\sim1$h,选穴为中脘、肾腧、太溪、关元、足三里,频率为 2Hz,电流为 $8\sim15$mA,时间为 30min;对照组不予任何处理。两组患者均于排卵后第 6 天至第 8 天行 B 超监测内膜厚度及位置,并刮取少许子宫内膜及抽血进行检验,观察两组患者的子宫内膜表面饱饮突的发育情况,比较两组患者整合素($\alpha_1\beta_1$、$\alpha_4\beta_1$、$\alpha\nu\beta_3$)、白血病抑制因子(LIF)、肝素结合性表皮生长因子(HB-EGF)及雌二醇(E_2)和黄体酮(P)水平的情况。在胚胎移植周期,观察组仍于排卵后第 2 天和第 3 天采用 HANS 进行移植前后的穴位电刺激治疗,对照组仍不予任何处理,两组患者均于正常排卵后的第 3 天进行胚胎移植,随后观察两组患者胚胎种植率、生化妊娠率及临床妊娠率的情况。研究结果显示:①对于两组患者胞饮突发育情况,观察组胞饮突发育丰富者与对照组比较,差异无统计学意义（$P>0.05$）,但例数高于对照组;其发育适中者例数高于对照组,有显著性差异,具有统计学意义（$P<0.05$）;胞饮突发育差的患者例数低于对照组,差异有统计学意义（$P<0.05$）。②观察组患者种植窗期黄体酮水平高于对照组,差异有统计学意义（$P<0.05$）。③观察组患者整合素水平（$\alpha_1\beta_1$ 和 $\alpha v\beta_3$）、LIF水平显著高于对照组,差异有显著性意义（$P<0.05$）。④观察组胚胎种植率、生化妊娠率及临床妊娠率明显高于对照组,差异有统计学意义（$P<0.05$）。⑤妊娠结局与子宫内膜上皮细胞表面胞饮突的发育情况呈正相关关系（$P<0.05$）。⑥黄体酮水平与胞饮突发育情况呈正相关关系（$P<0.05$）。得出结论:通过经皮穴位电刺激能够促使黄体酮水平升高,诱导子宫内膜上皮细胞胞饮突的开放,可以促进种植窗期子宫内膜容受性相关因素如整合素、白血病抑制因子(LIF)等因子的表达,改善子宫内膜容受性,以提高冻融胚胎移植患者的胚胎种植率及临床妊娠率。有研究发现,HOXA-10 基因[68]主要表达于子宫,对女性生殖系统的发育、子宫内膜形态的构建、胚胎的发育、子宫容受性的建立、胚胎的定位及黏附等发挥着重要作用,同时受雌、孕激素和白血病抑制因子等多种因素的调控。Shuai 等[62]的研究发现,复苏周期患者通过 TEAS治疗后,子宫内膜 HOXA-10 基因比模拟 TEAS 组的表达增加,有统计学意义。可见 TEAS 也可通过调控子宫内膜标记因子来提高妊娠率。

3.3.4　缓解 IVF 患者情绪、压力

临床中绝大多数接受 IVF-ET 术的不孕患者伴有不同程度的抑郁、焦虑等"神郁"表现,而患者压力与治疗结果具有一定相关性。有研究提出,针刺治疗可以减轻患者压力的发生机制可能是通过对交感神经的抑制作用和对 β-内啡肽水平的影响[69]。针刺使大脑释放内源性阿片肽,缓解焦虑抑郁,已为现代医学公认[70],对 ART 的成功也可能会发挥辅助作用。Domar 等[71]认为,针刺可以减少接受 IVF 术的患者的压力、焦虑状态,对提高妊娠率有辅助作用。

有学者将压力下的焦虑状态与泌乳素(PRL)和皮质醇(CORT)水平联系在一起[72]。Smeenk 和 Vetheak 等[73]认为,肾上腺激素可能与心理社会应激以及 IVF-ET 的治疗结局有关。为了进一步证实应激激素(CORT 和 PRL)的改变对 IVF-ET 治疗结局的影响,以及针刺治疗在其中发挥的作用,Magarelli 和 Cridennda[74]进行了一次随机对照实验。他们的研究纳入 67 位进行 IVF-ET/ICSI 治疗的患者,实验中采用了电针刺激和普通针刺两种方法配合

进行治疗。研究结果得出实验组的临床妊娠率高于对照组（51% vs. 37%，$P<0.05$），同时认为针刺在 IVF-ET 治疗中对 CORT 和 PRL 具有有益的调节作用，使这些激素水平更趋向于正常生育周期的水平。Gejervall 等[75]也发现，在移植前 5～7d 和移植当天做两次以上的针灸治疗，能够显著降低孕期内前三个月的流产率，这可能与针刺使患者感觉良好、轻松密切相关。Balk 和 Catov[24]也提出针刺治疗与移植前和移植后患者的压力降低有关，而且有可能提高妊娠率，并且在一定程度上支持了在胚胎移植中，压力减小可能提高患者妊娠率的这一理论。

总之，对针灸在 IVF-ET/ICSI 的妊娠结局中的影响的研究获得了突破性的成果，并得到了大多数学者的认可，使其更广泛、有效地应用于生殖领域。而且 TEAS 治疗方法应用无创电极，降低了针灸治疗的难度，为这项技术的普及和传承提供了便利，使其更大程度地发挥效用而造福于人类。

本节参考文献

[1] 张素华.体外受精—胚胎移植病人的心理分析及护理[J].中国优生与遗传杂志，2008，14(6):118.

[2] 阎乐法，左凤英.针刺卵巢穴治疗卵子滞留症 38 例临床观察[J].中国针灸，1998，18(10):585.

[3] Vlaisavljevic V. Embryo transfer and luteal support in natural cycles. Reprod Biomed Online，2007，14:686—692.

[4] 张寅，伍琼芳.人类冻融胚胎移植的相关因素综合分析[J].现代诊断与治疗，2010，21(3):159—163.

[5] Norwitz ER，Schust DJ，Fisher SJ. Implantation and the survival of early pregnancy[J]. N Engl J Med，2001，345(19):1400—1408.

[6] Achache H，Revel A. Endometrial receptivity markers，the journey to successful embryo implantation[J]. Hum Reprod Update，2006，12(6):731—746.

[7] Trounson AO，Gardner DK. Uterine receptivity and embryo transfer. In：Handbook of in Vitro Fertilization. CRC Press，2000，pp. 500—519.

[8] 徐野，董攀，魏岩，等.子宫内膜刺激在体外受精—胚胎移植提高活产率的探讨[J].中国优生与遗传杂志，2010，18(2):106—107，128.

[9] Lambert CL，Berlin I，Lee TL，et al. A standardized transcutaneous electric acupoint stimulation for relieving tobacco urges in dependent smokers[J]. Evid Based Complement Alternat Med，2011;195714.

[10] Wang Q，Mao LM，Han JS. Comparison of the antinociceptive effects induced by electroa-

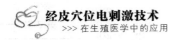
cupuncture and transcutaneous electrical nerve stimulation in the rat[J]. Int J Neurosc，1992,65(1—4):117—129.

[11] Stener-Viction E，Waldenstrom U，Nilsson L，et al. A prospective randomized study of electro-acupuncture versus alfentanil as anaesthesia during oocyte aspiration in in-vitro fertilization[J]. Hum Reprod,1999,14(10):2480—2484.

[12] 张明敏,黄光英,陆付耳,等.针刺对胚胎移植怀孕率的影响[J].中国针灸,2002,22(8):507—509.

[13] Paulus WE，Zhang M，Strehler E，et al. Influence of acupuncture on the pregnancy rate in patients who undergo assisted reproduction therapy[J]. Fertil Steril, 2002, 77:721—724.

[14] Chang R，Chung PH. Role of acupuncture in the treatment of female infertility[J]. Fertil Steril,2002,78(6):1149—1153.

[15] 张明敏,黄光英,陆付耳,等. 针刺对胚胎移植怀孕率的影响及其机理:随机安慰对照研究[J].中国针灸,2003,23(1):3—5.

[16] Streitberger K，Kleinhenz J. Introducing a placebo needle into acupuncture research[J]. Lancet，1998，352(9125):364—365.

[17] Westergaard LG，Mao Q. Acupuncture on the day of embryo transfer significantly improves the reproductive outcome in infertile women：A prospective，randomized trial[J]. Fertil Steril, 2006,85(5):1341—1346.

[18] Dieterle S，Ying G. Effect of acupuncture on the outcome of invitro fertilization and intracytoplasmic sperm injection：A randomized，prospective，controlled clinical study[J].Fertil Steril,2006,85(5):1347—1351.

[19] Smith C，Coyle M. Influence of acupuncture stimulation on pregnancy rates for women undergoing embryo transfer[J]. Ferti Steril，2006，85(5):1352—1358.

[20] Domar AD. Acupuncture and infertility：We need to stick to good science[J]. Fertil Steril，2006，85:1359—1361；discussion 68—70.

[21] Domar AD，Meshay I. The impact of acupuncture on invitro fertilization outcome[J]. Fertil Steril,2009,91(3):723—726.

[22] Moy I，Milad MP，Barnes R，et al. Randomized controlled trial：Effects of acupuncture on pregnancy rates in women undergoing in vitro fertilization[J]. Fertil Steril，2011,95(2):583—587.

[23] El-Toukhy T，Sunkara SK，Khairy M，et al. A systematic review and meta-analysis of acupuncture in in vitro fertilisation[J]. BJOG，2008,115(10):1203—1213.

[24] Balk J，Catov J. There relationship between perceived stress，acupuncture，and pregnancy rates among IVF patients：A pilot study[J]. Complement Ther Clin Pract，2010，16(3):154—157.

［25］Qu F，Zhou J，Ren RX. Effects of acupuncture on the outcomes of in vitro fertilization：A systematic review and meta-analysis［J］. J Altern Complement Med，2012，18（5）：429—439.

［26］So EW，Ng EH. A randomized double blind comparison of real and placebo acupuncture in IVF treatment［J］. Hum Reprod，2009，24（2）：341—348.

［27］俞桔.针刺对体外受精—胚胎移植结局影响的系统评价［D］.黑龙江中医药大学，2009.

［28］Zheng CH，Zhang MM. The role of acupuncture in assisted reproductive technology［J］. Evid Based Complement Alternat Med，2012，2012：543924.

［29］刘新玉，黄光英，张明敏.针刺对胚泡着床障碍大鼠胚泡着床及发育的影响［J］.中国针灸，2007，27（6）：439—442.

［30］Manheimer E，Zhang G. Effects of acupuncture on rates of pregnancy and live birth among women undergoing invitro fertilisation：Systematic review and meta-analysis［J］. BMJ，2008，336（7643）：545—549.

［31］徐国男.针灸加中药治疗对提高试管婴儿成功率的疗效观察［J］.天津中医药，2006，（4）：341—342.

［32］崔薇，孙伟.电针干预对体外受精—胚胎移植患者的作用研究［J］.中国妇幼保健，2007，22：3403—3405.

［33］刘莉莉.电针治疗在IVF中对卵母细胞质量及妊娠结局影响的研究［D］.山东中医药大学，2008.

［34］孔凤云，张琪瑶，管群，等.电针对不同证型不孕症患者胚胎种植潜能的影响［J］.中国针灸，2012，32（2）：113—116.

［35］洪艳丽，谈勇，殷燕云，等.电针干预对体外受精—胚胎移植过程中临床结局的影响［J］.中国中西医结合杂志，2014，34（11）：1292—1296.

［36］Li R，Zhang R，et al. Transcutaneous electrical acupoint stimulation improved clinical pregnancy rate in women undergoing IVF/ICSI-ET：A prospective randomized and placebo controlled clinical trial.

［37］Zhang R，Feng XJ，Guan Q. Increase of success rate for women undergoing embryo transfer by transcutaneous electrical acupoint stimulation：A prospective randomized placebo-controlled study. Fertil Steril，2011，96（4）：912—916.

［38］冯晓军.经皮穴位电刺激对行体外受精胚胎移植患者妊娠结局的影响及初步机制研究［D］.山东中医药大学，2011.

［39］徐梅，杨菁，赵萌.经皮穴位电刺激对反复着床失败冻融胚胎移植患者的影响［J］.生殖医学杂志，2014，23（8）：624—627.

［40］Zheng CH，Zhang MM，Huang GY，et al. The role of acupuncture in assisted reproductive technology［J］. Evid Based Complement Alternat Med，2012：543924.

［41］Zheng CH，Zhang J. The effect of transcutaneous electrical acupoint stimulation on pregnancy rates in women undergoing in vitro fertilization: A study protocol for a randomized controlled trial[J]. Trials, 2014, 15:162.

[42] 郭佳,李东.不同时间点针刺介入对辅助生殖结局的影响[J].中西医结合学报,2008,6(12):1211—1216.

[43] Stener-Victorin E, Lindholm C. Immunity and beta-endorphin concentrations in hypothalamus and plasma in rats with steroid-induced polycystic ovaries: Effect of low-frequency electroacupuncture[J]. Biol Reprod, 2004, 70(2): 329—333.

[44] 张朝晖,崔毓桂,仲远明,等.电针对正常大鼠性发育前后下丘脑 GnRH 释放调控的影响[J].江苏医药,2010,36(17):2048—2050.

[45] 程丽娜,杜桂珍,陈伯英.电针调整去卵巢大鼠下丘脑—垂体—卵巢轴异常功能的生化机制[J].上海针灸杂志,2001,20(06):32—34.

[46] 陈伯英,季士珠,高慧,等.电针对去卵巢大鼠肾上腺核仁组成区蛋白的影响[J].针刺研究,1994,19(1):46—50.

[47] 李沛,徐文倩,安晓英,等.不同时间针刺对雌性恒河猴生殖内分泌影响的实验研究[J].中国针灸,2002,22(3):189—192.

[48] 王慧丹.针灸理疗对 PCOS 不孕患者子宫内膜容受性的影响[D].山东中医药大学,2003,p. 1—56.

[49] 张明敏,黄光英,陆付耳,等.针刺对胚胎移植怀孕率的影响[J].中国针灸,2002,22(8):507—509.

[50] 李沛,吴荔琼,徐文倩.针刺对健康女性生殖内分泌影响的实验研究[J].中国针灸,2003,23(5):293—294.

[51] 李沛,黄攸玉,王训立.针刺对雌性恒河猴垂体—卵巢功能的影响[J].上海针灸杂志,2000, 19(4):38—40.

[52] 冯雪花.经皮穴位电刺激对冻融胚胎移植患者子宫内膜容受性影响的临床研究及初步机制探讨[D].山东中医药大学,2013.

[53] Ng EH, Chan CC, Tang OS, et al. Endometrial and subendometrial vascularity is higher in pregnant patients with live birth following ART than in those who suffer a miscarriage[J]. Hum Reprod, 2007, 22:1134—1141.

[54] 贡雪灏,张青萍,朱桂金,等.子宫内膜下螺旋动脉血流评估子宫内膜接受性的初步探讨[J].中华超声影像学杂志,2003,12(9):538—540.

[55] Stener-Victorin E, Kobayashi R, Kurosawa M. Ovarian blood flow responses to electroacupuncture stimulation at different frequencies and intensities in anaesthetized rats[J]. Auton Neurosci, 2003, 108:50—56.

[56] Stener-Victorin E, Waldenstrom U, Andersson SA, et al. Reduction of blood flow impedance in the uterine arteries of infertile women with electro-acupuncture[J]. Hum Reprod, 1996, 11:1314—1317.

[57] Stener-Vietorin E,Lundeberg T. Effeets of electro-acupuncture on nerve growth factor and ovarian morphology in rats with experimentally induced polycystic ovaries[J]. Biol Re-Prod,2000,63(5):1497—1503.

[58] Ho M,Huang LC. Electroacupuncture reduces uterine artery blood flow impedance in infertile women[J]. Taiwan J Obstet Gynecol,2009,48(2):148—151.

[59] Ng EHY,So WZ,Gao J,et al. The role of acupuncture in the management of subfertility [J]. Fertil Steril,2008,90:1—13.

[60] 李玉,冯晓军,孙伟,等. 经皮穴位电刺激改善冻融胚胎移植周期患者子宫内膜容受性的临床研究[J]. 现代中医药,2012,11(3):12—15.

[61] 李玉.经皮穴位电刺激对行体外受精—胚胎移植(IVF-ET)患者妊娠结局影响的临床研究[D].山东中医药大学,2012.

[62] Shuai Z,Lian F,Li P. Effect of transcutaneous electrical acupuncture point stimulation on endometrial receptivity in women undergoing frozen-thawed embryo transfer: A single-blind prospective randomised controlled trial[J]. Acupunct Med,2015,33:9—15.

[63] Pak SC,Na CS,Kim JS,et al. The effect of acupuncture on uterine contraction induced by oxytocin[J]. Am J Chin Med,2000,28(1):35—40.

[64] Kim MS,Cho YC,Moon JH,et al. A characteristic estimation of bio-singal for electro-acupuncture stimulation in human subjects[J]. Am J Chin Med,2009,37(3):505—507.

[65] MeClure N,Healy DL. Vascular endothelial growth factor as capillary permeability agent in ovarian hyperstimulation syndrome[J]. Lancet,1994,344(8917):235—236.

[66] 段彦苍,杜惠兰,靳亚慈.针药结合对乳腺增生大鼠血清及乳腺 VEGF、BFGF 含量的影响[J].中成药,2010,(7):1217—1219.

[67] Moon PD,Jeong HJ. Use of electroacupuncture at ST36 to inhibit anaphylactic and inflanunatory reaction in mice[J]. Neuroimmunomodulation,2007,14(1):24—31.

[68] 翟青枝,陈必良. HOXA-10 基因影响胚胎着床机制及调节因素[J]. 中国妇幼健康研究,2008,19(3):263—265.

[69] Chen A. An introduction to sequential electric acupuncture (SEA) in the treatment of stress related physical and mental disorders[J]. Acpunct Electrother Res,1992,17(4):273—283.

[70] Gejervall AL,Stener-Victorin E,Moller A,et al. Electro-acupuncture versus conventional analgesia: A comparison of pain levels during oocyte aspiration and patients' experiences of well-being after surgery[J]. Hum Reprod,2005,20:728—735.

[71] Domar AD,Meshay I,Klliher J,et al. The impact of acupuncture on in vitro fertilization outcome[J]. Fertil Steril,2006,85(5):1359—1363.

[72] Hariow CR,Fahy UM. Stress and stress-related hormones during in-vitro fertilization treatment[J]. Hum Reprod,1996,11(2):274—279.

[73] Smeenk JM，Vetheak CM. Stress and outcome success in IVF：The role of self-reports and endocrine variables[J]. Hum Reprod，2005，20(4)：991—996.

[74] Magarelli PC，Cridennda DK. Changes in serum cortisol and prolactin associated with acupuncture during controlled ovarian hyperstimulation in women undergoing in vitro fertilization-embryo transfer treatment[J]. Fertil Steril，2009，92(6)：1870—1879.

[75] Gejervall AL，Stener-Victorin E，Moller A，et al. Electro-acupuncture versus conventional analgesia：A comparison of pain levels during oocyte aspiration and patients' experiences of well-being after surgery. Hum Reprod，2005，20：728—735.

3.4 经皮穴位电刺激技术
在治疗卵巢储备功能减退中的应用

随着社会现代化的发展,不孕不育患病率呈逐年上升趋势。WHO 报告显示,世界范围内的不孕症患病率高达 5%～15%[1],对社会和家庭的稳定造成了一定程度的危害。现代科学技术的发展以及人类辅助生殖技术(ART)的诞生、发展,为广大不孕不育患者带来了福音。然而在 ART 的应用过程中,广大临床医生发现卵巢低反应(poor ovarian response,POR)发生的概率越来越高,达到 9%～24%[2]。众所周知,卵巢对超排卵技术(controlled ovarian hyperstimulation,COH)的反应性影响着 IVF-ET 的结果,通过卵巢评估,我们可以预测其卵巢储备功能。

卵巢储备功能下降(diminished ovarian reverse,DOR),是指卵巢对促性腺激素(gonadotropin,Gn)刺激反应不良的病理状态,主要表现为卵巢刺激周期发育的卵泡少、血雌激素峰值低、Gn 用量多、周期取消率高、获卵数少和临床妊娠率低,临床上亦称卵巢低反应(POR)。目前多参照欧洲人类胚胎与生殖学会(European Society of Human Reproduction and Embryology,ESHRE)卵巢低反应(The Bologna criteria,2011)的诊断标准[3],POR 满足以下 3 条中的 2 条即可：①高龄(≥40 岁)或存在卵巢反应不良的其他危险因素；②前次 IVF 周期卵巢低反应,常规方案获卵数≤ 3 枚；③卵巢储备下降[窦卵泡数(AFC)<5～7 个,或抗穆勒氏管激素(AMH)<0.5～1.1g/L]。

3.4.1 现代认识

近年研究表明,引起 DOR 的原因主要有年龄,染色体突变卵泡刺激素(FSH)、黄体生成素(LH)及其受体变异,代谢异常或药物作用,放射损伤,病毒感染,免疫性因素,环境因素等[4,5]。目前针对卵巢储备功能减退的治疗有中医方法、西医方法以及中西医结合治疗法。在治疗上,中医药辨证论治对卵巢内分泌及生育功能有一定的改善,西医以激素和辅助生殖技术治疗为主。在中医治疗上有补肾活血方、补肾调周法以及针灸疗法等改善卵巢储备功能,中药治疗遵循补肾养血、活血化瘀、疏肝理气的治疗原则,辨证施治,以补肾健脾为主;在西医治疗上有雌孕激素治疗、诱导排卵治疗、小剂量雄激素等方法[6]。西医在治疗上有见效快、改善症状明显的优势,但有一定的禁忌证;中医药治疗具有安全、有效和可持续的优点,并可提高西药的疗效或减轻西药的副作用,但疗效不一且治疗周期较长。因而将中西医结合起来改善卵巢储备功能将有更大优势和发展前景。

3.4.2 中医病因

对于卵巢储备功能下降的病因探讨中,在中医理论上,本病以肾虚冲任不调、气血不畅为基本病理,故以补肾活血、调理冲任为基本治法。据此选取关元、三阴交为主穴,肾俞、腰阳关、命门、子宫、天枢为配穴,以期达到补肾活血、调理冲任的目的。

(1)关元:关即"闭藏",元指元真之气。现代研究发现,针刺关元穴可引起LH、FSH 水平的变化,改善迟发排卵,而艾灸关元穴可改善周围组织中毛细血管的血流灌注不足情况。

(2)三阴交:三阴交作为精血之穴,可健脾、疏肝、益肾,是治疗妇人病常用穴,临床应用也较广泛。现代研究表明,针刺三阴交可降低围绝经期患者FSH、LH 水平,良性调整基础内分泌水平。

(3)天枢:电针刺激天枢,可通调气机,振奋气血,提高临床疗效。

(4)中极:与关元同为足三阴经和任脉之交会穴,故中极合关元可培元固本、调养冲任;合三阴交可调理冲任、化瘀通经。

(5)子宫穴:针刺该穴可以疏通任脉经气、调补胞宫,为治不孕之要穴。

(6)肾俞:益肾助阳、强壮腰膝、调理冲任。近年有研究表明,针刺肾俞穴能增加大鼠血清 FSH、LH,并可恢复大鼠低下的内分泌水平。

(7)腰阳关:针刺腰阳关穴可以振奋机体阳气,从而使闭阻之气血得以畅行。

也有学者的基础研究表明,通过观察电针三阴交、关元以及其他不同穴位对去卵巢大鼠血清雌二醇(E_2)、FSH、LH、促性腺激素释放激素(GnRH)的影响,结果显示电针可有效调节下丘脑—垂体—卵巢轴的功能。三阴交、关元抑制去卵巢大鼠雌激素水平的下降和促性腺激素水平的升高的作用较其他穴位更为明显,这也为临床选穴提供了理论依据[7,8]。对于经皮穴位电刺激在治疗卵巢储备功能下降的应用当中,符合纳入标准的患者应具备以下条件:①年龄20~45岁;②以往超促排卵治疗,获卵数≤3枚;③卵巢储备功能异常(如窦卵泡数(AFC)5~7个,或抗穆勒氏管激素(AMH)0.5~1.1ng/ml,或两次基础FSH水平≥12IU/L)。其中条件③为必须满足,条件②为备选。

3.4.3 中医治疗

在中国传统医学中,针灸治疗不孕症历史悠久,不断的实践发现针灸是一种经济、安全、疗效显著的方法。针灸效应的实现与细胞之间信息的传导有着密切的关系,针刺信号是由穴位经外周神经向各级中枢神经传递而实现的,在传递的过程中激活了机体神经—内分泌系统,致使生物活性物质被释放出来,进而激活靶细胞的信息传导功能,然后在神经—体液因素的作用下,将针刺信号传递到细胞内,从而产生一系列生物效应,最终实现针刺效应对机体各系统功能的调节作用。将针刺治疗应用于生殖医学领域,是基于近年来相应的基础研究。有学者通过研究指出,针刺信号由穴位经外周神经传入中枢神经,引起脑内神经递质及神经肽类变化,导致生物活性介质释放,激发机体神经—内分泌系统活动,调整下丘脑—垂体—卵巢轴,促进卵泡发育成熟,提高卵母细胞质量,改善排卵功能。有研究表明,针刺信号可激活患者内分泌免疫系统,提高多功能干细胞因子(SCF)水平,促进SCF及其受体(c-Kit)的相互作用,并诱导多个原始卵泡同时发育,使窦前卵泡数增多,窦状卵泡所产生的甾体激素水平升高,从整体上调节机体内分泌和卵巢局部微环境,促进卵泡发育,改善卵细胞的质量。亦有研究发现,卵泡期针刺关元、中极、子宫、归来、三阴交、血海等穴位,能刺激下丘脑—垂体—卵巢轴的内分泌功能,明显降低卵巢动脉血流指数,改善卵巢血供,从而促使性激素的分泌恢复正常,促进卵泡发育,使不孕患者恢复排卵功能,提高妊娠率[7-9]。近年来,随着研究的深入以及电针与经皮穴位电刺激的应用,针灸疗法进入了一个新的时期。电针方法的采用,使针刺疗法的刺激量可以定量描述,也节省了针灸医师的时间,减少了由于长时间捻针带来的局部机械损伤,同时也大大促进了针刺疗法在国内外的推广和应用。

3.4.4　最新治疗方法——经皮穴位电刺激(TEAS)

本研究中采用的经皮穴位电刺激方法(TEAS),是通过输入与人体生物电相接近的低频脉冲的电流来达到预防、治疗疾病的目的。北京大学神经科学研究所韩济生院士发明的韩氏穴位神经刺激仪(HANS),以电刺激信号代替传统的手捻针机械刺激,目前已广泛应用于临床治疗及科学研究[7—9]。这种"无针的电针仪"靠贴在皮肤上的电极接通电路,以持续一定时间的电流刺激人体。HANS 的输出电流是恒定的,只要把输出电流值设定在某一数值上,仪器会自动设定输出电流,不受皮肤极化作用造成的电阻变化的影响。HANS 输出的是双向波,即一个脉冲为正相,下一个为负相,从而消除电极下的极化作用,使 2 个穴位下的刺激量完全相等。HANS 克服了传统针灸针刺入皮肤时的疼痛感,无创,操作方便,可重复性高,患者易于接受。而对于治疗频率的选择则有研究认为,连续波的疏波频率低于 30Hz 时,具有提高血管、肌肉的功能,以及改善血液循环、调节血压的功效;连续波的密波频率为 30～1000Hz 时,具有显著的镇痛效果;疏密波交替的低频电刺激也有很明显的消炎镇痛作用。低频的电针刺激对人体具有双向调节的作用,可以调节卵巢的血流,并对人体的内分泌及交感神经的活动具有调节作用,从而提高卵巢低反应患者的卵巢功能;高频的电针刺激通过降低子宫动脉血流阻抗来增加子宫动脉血流,而丰富的子宫动脉血流可使子宫内膜有足够的厚度来适于妊娠,从而提高妊娠率[7—9]。目前,2Hz 与 100Hz 分别为低频和高频的代表。在我们前期的研究中发现,2Hz 对卵泡的生长作用较明显,而 100Hz 在增长内膜厚度、改善内膜形态方面更有优势,因此在治疗中采用 2Hz 为其治疗频率。韩氏仪(HANS)作为 TEAS 的新型仪器,克服了针刺入皮肤时的疼痛感,无创,刺激范围大,操作方便,可重复性高[7—9]。因此,HANS 不仅继承了针刺的优点,并在此基础上得到了发展。以往研究表明,韩氏仪通过特定频率的正负交替脉冲波刺激中枢各类阿片肽和神经递质释放,具有较好的镇痛效果。

自 2007 年来,韩氏治疗仪逐步在生殖医学领域推广,在取卵镇痛方面已有深入的研究,同时对 IVF-ET 患者妊娠结局的影响以及对男性弱精子症的改善方面的研究正在逐步深入。对于经皮穴位电刺激治疗法改善卵巢储备功能下降的研究而言,前期预实验结果表明,为期 3 个月的 TEAS 可增加卵巢内分泌,改善卵泡生长功能,从而改善妊娠结局。大量临床研究亦表明,进入 IVF 周期前给予经皮穴位电刺激可提高窦卵泡的数目,可显著提高胚胎的质量、受精率、优质胚胎率等。经皮穴位电刺激在古法上推陈出新，中药配合针灸能够相得益彰，发挥更好的治疗效果[7-9]。

目前大部分研究对于经皮穴位电刺激改善卵巢储备功能的疗效评价标准不一，其中主要指标包括：①对基础内分泌（FSH、LH、FSH/LH、E_2）及窦卵泡数（AFC）的影响，如促进内分泌激素恢复正常，降低血清 FSH、LH 水平，升高血清 E_2 水平，增加窦卵泡计数。②对卵巢动脉血流指数的影响，如促进卵巢血管的扩张，增强血液循环，改善卵巢动脉的血流，改善卵巢环境，促进卵泡发育，提高卵子的质量和增加内膜的厚度。③对肾虚症状的改善，如改善腰膝酸软、头晕、耳鸣、疲倦乏力、心悸、烦躁易怒、潮热汗出等伴随症状，消除紧张、促进睡眠，与调节内分泌的治疗相互促进。④对妊娠结局的影响，如提高卵母细胞的质量，使获卵数及优胚率增加等。大量临床研究证实，TEAS 对卵巢储备功能低下有较好的改善作用，进而对妊娠结局有较明显的改善作用[7-9]。

对于 TEAS 的治疗方法而言，简便易学，患者易于掌握。患者于月经第 2 天检查基础内分泌（FSH、LH、E_2）、阴道彩超及窦卵泡数（AFC），判定是否符合 TEAS 改善卵巢储备功能下降的治疗标准。对于符合条件的患者在月经干净后，用韩氏仪进行 TEAS 治疗，每天 1 次，每次 30min，频率 2Hz，强度 20～25mA，直到下次月经来潮；1 个月经周期为 1 个疗程，共 3 个疗程。取穴关元、中极、三阴交、子宫、天枢、肾俞、腰阳关、命门（具体操作流程见 TEAS 治疗记录手册）。在为期 3 个月的治疗期间，每次月经第 2 天来院复查基础内分泌（FSH、LH、E_2）、窦卵泡数（AFC），以评估治疗效果。治疗期间若出现任何不适应及时停用。

总体而言，卵巢储备功能下降、卵巢反应不良是全世界生殖医学界的一大难题，如何更好地应对该难题需要广大医务工作者的共同努力和广大患者的积极配合。上述研究成果表明，对卵巢储备功能下降、卵巢反应不良的患者进行经皮穴位电刺激的干预，可以对下丘脑—垂体—卵巢轴起到良性的调节作用，平衡激素水平，提高自然妊娠的概率，同时促进卵泡发育，从而获得更多高质量的卵细胞。TEAS 除了在 IVF-ET 中提高卵巢对促性腺激素的反应外，还能增加子宫内膜厚度，改善子宫内膜容受性，最终获得更高的妊娠率[7-10]。因此，针灸治疗是更为安全、便捷的一种治疗方法，并且治疗效果更为显著。对于 TEAS 的机制研究以及临床疗效的研究需要进一步深入，从根本上改善治疗方法，提高治疗效果，为广大不孕不育患者带去新的希望。

本节参考文献

[1] Greene AD，Patounakis G，Segars JH. Genetic associations with diminished ovarian reserve：A systematic review of the literature[J]. J Assist Reprod Genetics，2014，31(8)：935—946.

[2] Ottinger MA. Mechanisms of reproductive aging：Conserved mechanisms and environmental factors[J]. Ann Ny Acad Sci，2010，1204(1)：73—81.

[3] Ferranretti AP，La Marca A，Fauster BC，et al. ESHRE working group on poor ovarian response definition. ESHRE consensus on the definition of 'poor response' to ovarian stimulation for invitro fertilization：The Bologna criteria[J]. Hum Reprod，2011，26(7)：1616—1624.

[4] Faddy MJ，Gosden RG，Gougeon A，et al. Accelerated disappearance of ovarian follicles in mid-life：Implications for forecasting menopause [J]. Hum Reprod，1992，7 (10)：1342—1346.

[5] Zaidi S，Usmani A，Shokh IS，et al. Ovarian reserve and BMI between fertile and subfertile women[J]. Coll Physician Surg Pak，2009，19(1)：21—24.

[6] 范柳，施艳秋. 卵巢储备功能下降中西医治疗研究进展[J]. 中国医药导报，2015，12(33)：65—68.

[7] 朱娜. 经皮穴位电刺激对卵巢反应不良不孕患者妊娠结局影响的临床研究[D]. 山东中医药大学，2012.

[8] 米慧，经皮穴位电刺激对卵巢低反应不孕患者行 IVF-ET 妊娠结局影响的临床研究[D]. 山东中医药大学，2014.

[9] 崔薇，孙伟，刘莉莉，等. 电针干预对体外受精—胚胎移植患者的作用研究[J]. 中国妇幼保健，2007，22(24)：3403—3405.

[10] 徐梅，杨菁等. 经皮穴位电刺激对反复着床失败冻融胚胎移植患者的影响[J]. 生殖医学杂志，2014，23(8)：624—627.

3.5　经皮穴位电刺激技术在治疗男性少、弱精症中的应用

世界卫生组织（WHO）规定，夫妇同居 1 年以上，未采用任何避孕措施，由于男方因素造成女方不孕者，称为男性不育[1]。引起男性不育的原因有多种多样，其中由于男性特发性少、弱精子症引起的不育在男性因素所导致不育夫妇中占 1/3。经相关检查排除器质性损伤、重度的精索静脉曲张、隐睾、免疫性、内分泌异常、感染等各种干扰睾丸生精功能的理化因素及染色体异常等先天性因素，患者精子总数、活力皆低于正常值者，称特发性少、弱精子症[2]。

多年的临床经验总结出，精液质量是决定男性生育力最主要的方面，然而

在过去的 20 多年里,男性的精液质量每年都呈下降趋势[3]。20 世纪末对我国男性的统计显示,不同地区的不育症发病率已达 10％～15％。据此推算,我国约有一亿人患有同生育相关的疾病,这不仅给其家庭带来了痛苦,而且严重影响了社会的稳定和谐。因此,加强对少、弱精子症的研究,找到有效的治疗方法,成了一个迫切的问题。随着祖国医学对本病认识的不断加深,针灸在改善男性生殖功能,尤其是精子数量及活力方面已经显示出了巨大的潜力。但是,目前系统的专题研究尚不多见,无论理论探讨、临床观察,还是针灸改善精子数量及活力的机理研究,都有待进一步深入。

目前认为引起男性特发性少、弱精子症的原因是多方面的:不断增加的工作精神压力、生存环境的恶化及空气污染、性传染病的传播、不良的烟酒嗜好等,均可以直接或间接地导致男性特发性少、弱精子症的发生。

3.5.1　精子的生成及成熟理论

一个精子的发育成熟,经历了复杂的过程,大约需要 3 个月的时间。

3.5.1.1　精子生成过程

精子发育的主要过程是在睾丸曲细精管内进行的,大致分为三个阶段。

1)精原细胞增殖分裂期

精子的最原始阶段称精原细胞(图 3.1),是产生精子的干细胞,位于曲细精管的生精上皮。最初,精原细胞以有丝分裂的形式增殖,1 个分裂为 2 个,2 个变成 4 个。经过 6 次分裂后,1 个精原细胞增殖为 64 个,此时称为初级精母细胞。

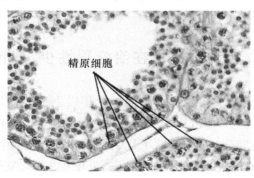

图 3.1　精原细胞

2）精母细胞减数分裂为精子细胞

初级精母细胞继续分裂，不过这是减数分裂，也就是 1 个初级精母细胞分裂为 2 个次级精母细胞，由于细胞核内染色体未发生复制，所以每个次级精母细胞只携带原来的一半数目的染色体，即 23 条染色体，其中包括 1 条性染色体。细胞体积也小于初级精母细胞。紧接着，每个次级精母细胞又进行了一次成熟分裂，成为 2 个精细胞。最终，1 个初级精母细胞分裂为 4 个精细胞，每个精细胞携带单倍数目的染色体。此时，1 个精原细胞就变成了 256 个精细胞。

3）精子形成阶段

在上述细胞分裂的同时，精子细胞已逐渐移动并接近曲细精管管腔。这时精子细胞仍在继续发育，只是不再进行分裂，但其形态发生了复杂变化而成为有头、有尾的精子，并进入管腔内。这时精子在睾丸内的发育过程就完成了，大约历时 64d。

在精子的形成过程中，位于曲细精管上皮的支持细胞起了重要的支持、保护和营养的作用。支持细胞还分泌一种与雄激素特异结合的球蛋白，因而使曲细精管内雄激素浓度大大高于血中浓度，生精细胞在这种适宜的微环境中才得以分化成精子（图 3.2）。

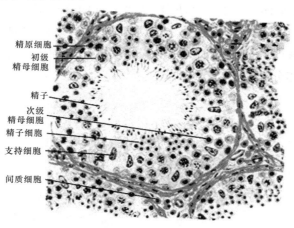

图 3.2　生精小管模式

精子随后沿曲细精管进入附睾，附睾为精子成熟提供运行和存放环境；精子由睾丸产生后，并不具备与卵子结合的能力，附睾这时候起到了重要作用。精子在附睾达到成熟，获得运动能力、识别卵子透明带的能力，以及与卵子结合的能力（图 3.3）。在附睾头停留大约 2～3 周，精子才能发育为最终具有运动和受精能力的成熟精子。因此,从一个精原细胞发育成为成熟的精子约需 90d。

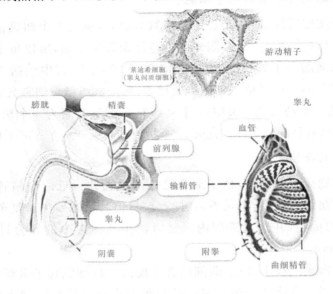

图 3.3　精子形成

3.5.1.2　精子发生的激素调控

精子发生受垂体分泌的 LH、FSH 以及睾丸间质细胞分泌的睾酮调控(图 3.4)。间质细胞又称 Leydig 细胞,位于各曲细精管之间的间质组织中,它们合成和分泌睾酮进入曲细精管,促进精子发生。睾酮的产生受垂体释放的 LH 的控制,垂体分泌的 FSH 则刺激支持细胞合成和分泌雄激素结合蛋白,

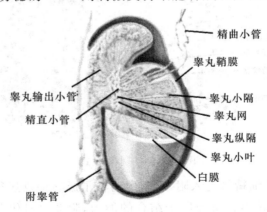

图 3.4　精子发生的激素调控

雄激素结合蛋白与睾酮有强的亲和能力,可保持睾酮在曲细精管中的浓度,维持它对精子发生的作用。此外,FSH还能直接启动精原细胞分裂和激发早期生殖细胞的发育。

3.5.1.3　精子运动的原理

精子运动与精子尾部有关,精子运动依靠的是精子尾部鞭毛摆动产生的动力。目前认为,精子运动是按照滑动模式进行的,其基本原理是:在三磷腺苷(ATP)的启动下,鞭毛轴丝中双联微管的 A 微管的两行支臂不断脱离,并重新依附于相邻双联管的 B 微管上连续结合的位点,从而产生双联微管间的滑动并产生一个纵向力;与双联微管有关的各种附属结构形成的滑动抗力,使由支臂产生的纵向力转化为横向弯曲动力,引起浪状波的形成和传播。在精子中有大量的线粒体,线粒体代谢中产生的 ATP 是精子运动的主要能量来源,能激活精子鞭毛系统。凡影响 ATP 能库的任何因素,均可直接或间接影响精子活力。

3.5.2　少、弱精子症的中医认识

中医是具有千年历史的文化宝库,蕴藏着许许多多男科学的内容。针对男性不育症,古代《男科全书》及《傅青主男科》早已备述。但各种传统历史文化因素导致人们对男性不育症没有引起足够的重视,因此未形成专门的学科。历代文献不育之名皆有出处,多兼有头晕、头痛、乏力、腰膝酸软等症,故统称本病为男性前阴及肾系病类。因时之限,各文献均无似“精子”之表述,据男性不育之临床表现及病程演变,可视现代医学中的少、弱精子症为传统医学的“精少”、“精薄”、“精冷”、“精凝”等病症。

古人对男性少、弱精子症之识由来已久。公元前 11 世纪,“不育”之称可见于《周易》及《山经》,这些书中提及了男子不育和性能力,如食用鹅肉能够促进生育,佩戴鹿蜀的皮毛可以延续子孙等,这些在现在看来虽然带有玄幻色彩,但表达了古人在男性不育方面的探索和祈求。《黄帝内经》在生育方面,首提以“肾”为主导。《素问》曰“丈夫……二八肾气盛,……故能有子”,意指肾之气、天癸及脏腑主决生育,同时记述了“精少”、“精寒”、“阴痿”、“白淫”等,其中“精少”、“精寒”相当于现在的少、弱精子症,后世对男性少、弱精子症认识大多以此为基础。

后汉医家多认为,男子无子为“虚劳”,以张仲景最为人熟知,他认为病机为精亏气虚、精冷不温。其所著《金匮要略》讲,不育男性脉象浮弱而涩,精气

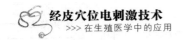

清冷,第一次较为系统地提出了相当于少、弱精子症的问题。

隋代《诸病源候论》记载了男性不育的几种情况:精液量少、精液清冷、滑精、不射精,可见古人对男性不育症的理解之深。后代将其看作是不育症的病因,并继承至今。

唐代药王孙思邈《求子》指出,男子不育、夫妻间体质差、肾虚不固,没有足够元气嗣育后代,从而导致不育。他运用"七子散"、"庆云散"对夫妻二人对症治疗,这可以看作是不育症的男女同治的理念。

推至明清,人们对于"无子"的认识愈加深入,病因、病机研究比较透彻。万全《广嗣纪要》揭无子之因:男性自身修养等不足,过纵其欲致精亏至竭,精亏气虚又致肾阳不足,再而男性萎废不用,精无以生,精少、精无,求子不能。这也可以看作是对男性少、弱精子症机制的比较全面的认识。

"丈夫失精,中极主之"、"子精不足,太冲主之",对不育治疗的记载早已存在于《针灸甲乙经》。

祖国医学对男性少、弱精子症的描述已然详备,为针刺治疗少、弱精子症男性不育提供了许多理论和实践,也提出了我们当代的研究方向。

3.5.3 补肾为历代医家治不育之大法

心、肾二者,心主神明,肾为先天之本源,此二者调控精室的适时泻藏,三者协调共济,形成心—肾—精室系统,构成男性生育体系,而这与现代医学中男性下丘脑—垂体—睾丸性腺轴所调控的男性不育症之少、弱精子症有惊人的相似。中医对男性不育的理解可见一斑。

肾气充,天癸至,则生殖之精气满壮;精满则溢,适时遗泄,为嗣育之兆。肾气衰,天癸竭,嗣育之精衰竭,肾精不足施泻,生育机能减退。

明代医家张介宾善用温补,着重补肾之阴阳。他认为,育阴之用,涵阳为度;扶阳之妙,培阴生阳。

现代医学认为,在内分泌系统的支配调控下,人类完成生育延续。关于肾之本质的阐述,同样验证了传统中医所言心—肾—精室之系统与人之下丘脑—垂体—睾丸轴作用等同。

由此可见,补肾对于男性生育有良好的效用,同样在现代不育男性的治疗上有巨大的价值。

综上所述,本试验所取穴为关元穴、肾俞穴、足三里穴及会阴穴,配以固定频率电流刺激治疗仪 HANS,既统筹兼顾了各医家的临床取穴要求,又能够取得良好的临床效果,且患者自己就能简单完成,具有很好的临床科研价值。

3.5.3.1　不育的中医病因、病机

1)肾气亏虚

先天禀赋不足、后天失养或房劳过度,导致肾气亏虚。肾气不足,精子失于温煦,则动力有限或存活时间不长。

2)肾精亏虚

先天不足或先天耗损太过,致使肾精匮乏。肾中阴精乃精子生存、动力之源,肾精不足,肾气无以激发,则精子存活时间短或运动无力。

3)脾胃虚弱

脾胃乃后天之本,饮食不节或久病体虚,脾胃健运失司,水谷食物不能化生为后天之精而行充育先天之精之职;脾气虚弱,肾中元气无后天赡养之充,以上均可致精子存活率低、运动力弱。

4)湿热滋扰

湿热或从内生或从外侵,蕴遏内阻,扰于精室,精子为之伤损或其动为之所缚,故精子存活率低、运动力弱。

5)精络瘀阻

因外伤,或因前列腺炎,或精索静脉曲张,致使精络气血壅阻,精隧不畅,精子失于濡养,故精子存活率低、运动力弱。

3.5.3.2　不育的西医病因及发病机制

1)发病原因

①环境因素和职业暴露

暴露于氯仿、杀虫剂、焊接、抗生素,有腮腺炎病史、胃肠道并发症,以及摄入水果、蔬菜的减少等,均与精子数量的减少和精液质量的改变有关。烟草中的尼古丁等可能通过对精子的直接和间接损伤而影响精子活力,长期嗜酒者可以直接和间接影响精子的运动能力。此外,影响精子活力的药物也较多。

②先天因素

常染色体和性染色体畸变除能影响精子数量外,还会影响精子的活率和前向运动能力。男性原发性无精子症和少精子症患者中,约有 7%～15%存在 Y 染色体无精子症因子(azoospermia factor,AZF)区域微缺失。近年来研究表明,Y 染色体微缺失是居于第二位的致男性不育的遗传因素,发生率仅

次于 Klinefelter 综合征。回文序列介导的染色体突变、GSTT1 基因多态性、精子线粒体 MTCYB 和 MTATP6 的基因缺失等诸多因素,都可能是导致少、弱精子症的原因。

③生殖道感染因

生殖腺体的急慢性炎症可降低精子的运动能力,而感染对精子活力的影响是多方面的。微生物对精子具有直接和间接的作用,能够改变精浆的 pH 值,当 pH<7 或 pH>9 时,精子活力下降明显。另外,炎症引起精液中白细胞增多,直接或间接导致精子运动能力的下降。除这些因素外,精子活力的下降还可能与锌的代谢障碍有关。

④内分泌因素

精浆中催乳素能提高精子对氧的摄取或通过 cAMP 系统影响精子活力。血清中 E_2 水平升高时,精子的活力降低。精浆中睾酮过高可能抑制精子的运动。高浓度的 FSH 可以改变精子细胞的倍数和精子形态,而这些细胞的减数分裂和精子的生成速度加快均由 FSH 引起。

⑤其他因素

精液不液化;某些免疫因素,如抗精子抗体(AsAb);精索静脉曲张;微量元素缺乏(如锌离子缺乏)以及医源性疾病等,均可能对精子的数量和活力产生影响。

2)发病机制

①一氧化氮和超氧化物歧化酶

一氧化氮(nitric oxide,NO)和超氧化物歧化酶(superoxide dismutase,SOD)可能共同参与精子活力的调节。正常生育男性精液中 NO 浓度显著低于弱精子症患者,NO 浓度与精子活力呈显著线性负相关。弱精子症患者的精浆 SOD 水平降低。

②蛋白质酪氨酸磷酸化和膜流动性

精子蛋白质酪氨酸磷酸化与精子获能、运动、结合透明带及受精能力有关。将弱精子症患者的精子和精液正常却不育的男性患者精子作比较,证实弱精子症患者精子的获能与蛋白质磷酸化及膜流动性发生改变有关。

③离子通道与弱精子症

离子跨膜转运对精子的生理活动十分重要。精子上存在渗透 Ca^{2+}、K^+、

Na^+、H^+ 等多种离子的通道，对增强精子运动能力起着十分重要的作用。

④微量元素异常

微量元素对人类的生殖能力也有着较大的影响，其中最重要的是锌。当人体缺锌时，睾丸细胞的 DNA 含量显著降低、性腺功能减退、血清睾酮水平和精液量减少；精液中游离锌增加时，对精子运动有明显毒性作用，可使精子尾部弯曲，锌及其氧化物可抑制精子的糖酵解及氧化过程，致使精子活力下降。

3.5.4　特发性少、弱精子症的诊断标准

3.5.4.1　中医诊断标准

参照《中药新药临床研究指导原则》及《中医诊断学》相关标准拟订，关于男性不育的定义为婚后女方正常，有正常性生活而两年不能生育为主要表现的肾系疾病，包括精少、精冷等症状。

3.5.4.2　西医诊断标准

一般采用《WHO 人类精液检查与处理实验室手册》(第五版)中的诊断标准。据此标准，在未用药物治疗、正规取精的情况下，精子密度低于(15×10^6)/ml 为少精子症；射精后 60min 内，精子活动百分率低于 40% 或向前运动的精子低于 32% 则可诊断为弱精子症。

3.5.5　现阶段对男性少、弱精子症的治疗

3.5.5.1　中医治疗

中医治疗不育历史悠久，史料极其丰富，认为男子不育以肾之精亏和气虚为主。中医治疗男性少、弱精子症所致不育可以简单分为以下几项：①辨证论治，多用补肾法；②针刺取穴以经验穴为主，根据医者对不育症病因、病机等的理解，取经验穴配会阴穴、肾俞穴等辅助穴位；③在临床上，治疗方法种类繁多，包括中药、针灸、运气、心理干预、中西并举，更有运用先进精微仪器检查及西药配合等。

虽然治疗方法颇多，但是目前没有对针灸疗法及其疗效达成共识。存在的主要问题，首先是针刺穴位的选取及针刺强度、时间、深度等没有取得一致意见，因医师个人治疗的经验和能力的不同，无法做到对患者的一致治疗；其次是对疗效的判别标准不同，其中包含的个人主观性、经验性很强。

针灸治疗男性不育症的历史悠久，皇甫谧《针灸甲乙经》已经提到以中极穴主治"丈夫失精"；以大赫穴主治"男子精溢，阴上缩"；以太冲穴主治男子精

气不足等。

针灸对特发性少、弱精子症的治疗主要包括以下三方面：①经验穴治疗，把握病因、病机，选用相关经验穴位进行治疗，如会阴穴等；②辨证论治，以补肾为主；③临床报道有心理治疗、中药治疗、针灸治疗、中西医结合治疗、气功疗法等。

取穴原则：不同医家以自己的临床经验及对本病的理解取穴。男性生育和肾气有关，同时与冲任脉关系紧密，可发挥任脉渗灌诸阴的功用。同时肾经与冲脉的交会——大赫穴，有益肾固冲之效。故选用关元穴、大赫穴、三阴交穴，这对在电针基础上结合药饼灸治疗男性不育症的临床研究起到了很好的效果。有医家运用中医脏腑经络学说，采用针灸治疗男性不育症，将神经学与针灸学结合取穴，以关元穴、中极穴等补精气、助元气；以命门穴、肾俞穴温肾助阳，加足三里穴补益脾胃、调其气血。各穴配任有先后天共济之功，在不育症的治疗上取得良好疗效。

操作方法：《黄帝内经》讲，针刺的要点在于得气，是以"得气"、"气至病所"为度。各个医家依据自己的临床经验及个人感觉获取针感，并取得一定的疗效，主要包括：①针刺，以补法为主；②靠近下腹之腧穴，如关元穴、中极穴等，力求患者的针感到达前阴部为佳，而下肢部分的腧穴，如足三里穴、三阴交穴，也力求患者的针感到达前阴部；③在背部，以肾俞为主，其针感多延伸至会阴部。

3.5.5.2　心理及其他因素的治疗

（1）心理治疗，对特发性少、弱精子症患者进行心理干预，告知其稳定情绪、耐心治疗才是关键。

（2）避免可能引起不育的不良因素。

①避免不良环境因素，如放射线接触、重金属、高温作业等。

②避免吸烟、大量饮酒和含咖啡因的饮品。

③避免不良的生活习惯，如经常熬夜、久坐及穿紧身裤等。

④改变不良饮食习惯，保证充分而平衡的营养：合理食用富含胆固醇、精氨酸及锌的食物，维生素 A、维生素 B、维生素 C、维生素 E 等也必不可少。

⑤改变不良的性生活习惯。

3.5.5.3　药物治疗

针对特发性少、弱精子症，西医并无特效药物。中医张仲景《金匮要略·血痹虚劳病脉证并治》是后世治疗男性少、弱精子症的理论依据。

3.5.6　针灸治疗

近年来，对针刺在治疗男性不育中的作用及其机制的研究都有了长足的发展。伦新和荣莉[4]在用电针法治疗男性不育的一个试验中发现，经电针法治疗后患者的血清中 NO 含量显著下降，患者头发中铜、锌、铁的含量明显提高，结果显示电针组治疗效果显著优于西药对照组，具有统计学意义（$P < 0.05$）。

由此可以认为，电针法在对男性不育的治疗机理上，可能是降低了不育男性血清中 NO 水平，升高了各种微量元素铜、铁、锌的含量。有研究人员对 SD 大鼠采用腺嘌呤悬浊液灌胃，以损害其睾丸生精细胞而得到不育症模型，并对 SD 大鼠关元、肾俞及三阴交进行电针刺激，检测其治疗后精液质量并与治疗前对比，结果显示治疗后 SD 大鼠精液质量显著提高，证实了电针对睾丸生精细胞受损的 SD 大鼠的精液质量确有疗效。另有研究人员将针刺生殖神经点、骶丛神经点和腰 2 神经点的针刺治疗组与口服五子衍宗丸的对照组对比，结果显示针刺治疗组总有效率为 84.3%，配偶妊娠率为 78.5%；对照组总有效率仅为 54.2%，而其配偶妊娠率仅为 43.1%，结果有显著性差异（$P < 0.01$），具有统计学意义。针刺治疗组和对照组血清中生殖内分泌激素水平在分别治疗 3 个月和 6 个月后皆有明显改善，分别与治疗前相较，有显著性差异（$P < 0.01$），具有统计学意义。

3.5.6.1　治疗方法（TEAS）

（1）仪器

治疗所用仪器为北京大学神经科学研究所韩济生院士研发的韩氏治疗仪（200E 型；专利号：ZL 94 1 07366.1；国际专利主分类号：A61N 1/32），该治疗仪的电刺激通过固有电源双输出，安全、稳定、可靠。

（2）模式选择

取 2Hz 频率模式。电流选取以受试者舒适有效为度。

（3）治疗穴位选取

选取会阴穴（图 3.5）、双侧肾俞穴（图 3.6）、关元穴（图 3.7）、双侧足三里（图 3.8）。

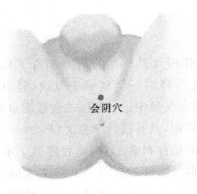

图 3.5　会阴穴

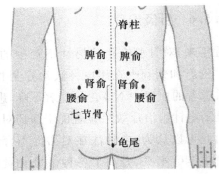

图 3.6　肾俞穴

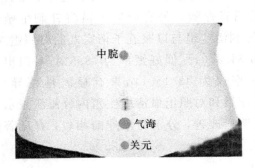

图 3.7　关元穴

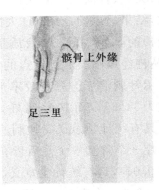

图 3.8　足三里穴

（4）穴位定位

肾俞（BL23）：在脊柱区，第二腰椎棘突下，后正中线旁开 1.5 寸；

关元（CV4）：在下腹部，脐中下 3 寸，前正中线上；

会阴（CV1）：在会阴区，男性在阴囊根部与肛门连线的中点；

足三里（ST36）：在小腿外侧，外膝眼下 3 寸，胫骨后缘处。

（5）选穴依据

临床上选取肾俞、会阴、足三里、关元作为治疗男性不育少、弱精子症的治疗穴位尚无系统记载。其中，比较具有代表性的文献元代王国瑞的《扁鹊玉龙经》曾说："阳气虚惫，失精绝子灸关元。"清代吴亦鼎的《神灸经论》也说："精冷无子灸肾俞。"

会阴穴：会阴为人体部位名，亦称篡、下极、屏翳，其别名有屏翳（《针灸甲乙》)、金门(《千金》)、下极(《金鉴》)、海底(《六集》)、下阴别(《素问》),位于外生殖器后方与肛门前方的部位。《医宗金鉴》曰:"篡者,横骨之下,两股之前,相合共结之凹也。前、后两阴之间名下极穴,又名屏翳穴、会阴穴,即男女阴气之所也。"因本穴在前后阴之间,其前为前阴,后为后阴,本穴会与二阴之间,且为任脉、督脉、冲脉交会穴。该穴主治小便不利、遗尿、遗精、阳痿、月经不调、阴痛、阴痒、痔疾、脱肛。《针灸铜人经》云:"灸三壮,主会阴、谷道瘙痒。"《普济》曾记:"女子经不通,男子阴端寒冲心。"该穴为治疗男性不育之经验穴。穴位解剖:穴下为皮肤、皮下组织、会阴中心腱,浅层布有股后皮神经会阴支,阴部神经的会阴神经分支;深层有阴部神经的分支和阴部内动、静脉的分支或属支。

肾俞穴:为肾之背俞穴。肾俞者,肾,肾脏也;俞,输也。肾俞名意指肾脏的寒湿水气由此外输膀胱经,亦名高盖。高,天部也,气也;盖,护盖也。高盖名意指肾脏外输膀胱经的气血物质为天部的水湿之气。本穴物质为肾脏输出的寒湿水气,所处为天部,为卫外之护盖,故名高盖。该穴位于腰部,第二腰椎棘突下,旁开1.5寸,其功用为益肾助阳,强腰利水,主治遗尿、尿路感染、阳痿、早泄、遗精、精液缺乏等泌尿生殖系统疾病。穴位解剖:穴下为皮肤、皮下组织、背阔肌、骶棘肌、腰方肌、腰大肌;皮肤有第一、二、三腰神经后支分布;肾位于腰方肌和腰大肌的前面,脊柱的两侧是腹膜后位器官。该穴在腰背部的投影为:后正中线外侧2.5cm和8.5cm处各作两条垂直线,通过第十一胸椎和第三腰椎棘突作两条水平线,在上述纵横标志线所围成的左右四边形范围内,即相当于左右两肾脏的体表投影位置。肾门在肾区内,投影在肾区的内侧半,约相对于第一腰椎体的水平。经肾门的主要结构,从后向前排列有输尿管、肾动脉和肾静脉,还有围绕其间的神经纤维、淋巴结、淋巴管和脂肪组织。

关元穴:其名出自《灵枢·寒热病》,别名三结交、下纪、次门、丹田、大中极,属任脉,是足三阴、任脉之会,小肠募穴。该穴的功用为培补元气、导赤通淋,主治中风脱症、肾虚气喘、遗精、阳痿、疝气、遗尿、淋浊、尿频、尿闭、尿血、月经不调、痛经、经闭、带下、崩漏、腹痛、泄泻、痢疾及尿路感染、功能性子宫出血、子宫脱垂、神经衰弱、晕厥、休克等,并有强壮作用。穴位解剖:穴下为皮肤、皮下组织、腹白线、腹横筋膜、腹膜外脂肪、壁腹膜。浅层主要有十二胸神经前支的前皮支和腹壁浅动、静脉的分支或属支;深层有十二胸神经前支的分支。

足三里:是足阳明胃经的主要穴位之一。"三里"是指理上、理中、理下。胃处在肚腹的上部,胃胀、胃脘疼痛的时候就要"理上",按足三里的时候要同时往上方使劲;腹部正中出现不适,就需要"理中",只要内按就可;小腹在肚腹的下部,小腹上的病痛,得在按住足三里的同时往下方使劲,这叫"理下"。足三里穴位于外膝眼下四横指、胫骨前缘。传统中医认为,按摩足三里有调节机体免疫力、增强抗病能力、调理脾胃、补中益气、通经活络、疏风化湿、扶正祛邪的作用。其功效为燥化脾湿,生发胃气,对于胃痛、呕吐、腹胀、肠鸣、消化不良、下肢痿痹、泄泻、便秘、痢疾、疳积、癫狂、中风、脚气、水肿、下肢不遂、心悸、气短、虚劳羸瘦有较好的治疗效果。此穴主治甚广,为全身强壮要穴之一,能调节改善机体免疫功能,有防病保健的作用。《通玄指要赋》云:"三里却五劳之羸瘦;痨肾败,取足阳明之上。"穴位解剖:皮肤、皮下组织、胫骨前肌、趾长伸肌、小腿骨间膜、胫骨后肌。浅层有腓肠外侧皮神经分布;深层有腓深神经肌支和胫前动脉分布;小腿骨间膜深面有胫神经分布和胫后动脉经过。

刺激肾俞、关元、足三里及会阴诸穴,有培元温阳、益肾填精、促性腺分泌之功。其中肾俞为温肾助阳,增强生育功能之基本穴;会阴为治疗生殖系统疾病经验穴;足三里有培补后天而增益先天、健脾胃、生精髓之意;关元是任脉与足三阴经的交会穴,与足三阴之会三阴交相合,最能发挥任脉为阴脉之海、渗灌诸阴的功用。

(6)注意事项

进行 TEAS 时,嘱患者仰卧,将理疗贴电极(型号:LT-1;生产厂家:上海励图医疗器材有限公司)贴片一端粘贴在相应治疗穴位上,另一端电极连接韩氏治疗仪。电流刺激强度建议为 $10\sim15\text{mA}$,以患者舒适为度。

(7)治疗周期

治疗时间为早晚分别一次,每次半小时,两次治疗之间间隔约 12h;一个疗程为 30d,常规治疗 3 个疗程。

3.5.6.2　疗效

利用 HANS 治疗仪对特发性少、弱精子症患者进行 TEAS,一个生精周期后能够明显改善患者的精液质量,治疗后的精子数量及活力明显优于治疗前的。

3.5.6.3　精子发生及活力机制分析

(1)精浆成分与精子运动

精浆中存在男性附属性腺所分泌的几种因子,包括由附睾腺体分泌的精浆中性 α-葡萄糖苷酶(NAG)、由精囊腺分泌的精浆果糖以及由前列腺分泌的精浆锌等[5]。精子在精浆的环境中维持运动和活动力离不开这几种因子的作用[6]。其中精子运动需要利用果糖氧化，而果糖是由精浆 NAG 分解而来。精子维持其运动活力需要消耗果糖，另外精子细胞内线粒体产生能量需要微量元素锌的支持，故精浆锌与精子的活动力有很大的关系。以上物质经由各种途径维持着精子的活动力[7]。

（2）血清生殖激素与精子生成

精子是由男性生精小管管壁的精原细胞分化而来，其发生受神经内分泌的调节和控制，即下丘脑—垂体—睾丸轴。

精子由生精细胞分化而来，Sertoli 细胞对生精细胞的支持和营养作用表现在为其提供镶嵌的位点，使各级生精细胞向腔面移动进而释放入管腔，促使精子的生成。FSH 和雄激素二者作用于 Sertoli 细胞能够使之合成雄激素结合蛋白（ABP），ABP 进入生精小管中与雄激素结合，保证了生精小管内雄激素的含量，同时满足精子的生成需要。

FSH 与 LH 同是经由垂体前叶分泌，LH 对 Leydig 细胞的作用表现为促使 T 的合成与释放。二者对精子数量的影响在于能够激活睾丸内的 Sertoli 细胞和 Leydig 细胞，促使精原细胞分化为精子细胞。男性体内最重要的雄激素是 T，在体内含量也最丰富，生精细胞分化为精子的过程需要大量的 T 的启动和维持。

精子生成不足所导致的少精子症与生殖激素的水平异常具有紧密的关系。

（3）精液 Eppin 蛋白与弱精子症

研究发现，部分人的精浆中存在一种蛋白质抗体，这种抗体会阻碍精液的液化和精子的运动，进而导致男性不育，后来人们将其命名为 Eppin 蛋白，由 Eppin 基因编码[8—10]。在睾丸和附睾中能够特异性检测到 Eppin 蛋白表达，由此推测其可能与灵长类动物的生育能力密切相关。

O'Rand 等[11,12]的实验证明，重组 Eppin 蛋白免疫过的雄猴无法使雌猴自然受孕，经过检测，Eppin 蛋白在这些雄猴的血清中表达阳性率很高。王增军[13]通过实验推测 Eppin 蛋白可能引起 Eppin-Semenogelin 结合，促使精液团块的形成，进而降低了精子活动力。丁新良[14]通过对 Eppin 基因单核苷酸多态性（SNPS）的研究发现，位点 rs2231829 与精子数量之间以及位点 rs6124715、rs11594 与精子运动能力之间均存在显著相关性。由于精液中存在 Eppin 蛋白抗体，所以单纯的精液常规检查无法反映影响精子活力的主要外环境因素。目前，尚没有确切的检测精液 Eppin 蛋白的方法。精子活力结

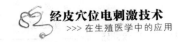
合精液 Eppin 蛋白的全面检查将为弱精子症患者提供更加明确的治疗方向，并为男性不育症提供新的评价指标。

3.5.6.4　HANS 治疗仪对少、弱精子症的改善机理

TEAS 对特发性少、弱精子症的主要作用位点可能为：①Sertoli 细胞和 Leydig 细胞，其机理为通过对穴位的刺激激活了男性生殖轴，改善血清中 FSH、LH 及 T 分泌，使 Sertoli 细胞和 Leydig 细胞上受体趋于活化，增强精子的生成能力，故而能够增加精子总数[15]；②生殖道的附属性腺，其机理为通过针刺刺激附属性腺提高其内分泌水平，增加精浆生化中 NAG、精浆锌及精浆果糖的含量或提高其活性，从而起到对精子生存及运动的外部环境的改善作用，进而提高精子活动力，最终对男性不育弱精子症起到治疗作用。另外，经皮穴位电刺激可能通过降低 Eppin 基因的表达，减少精液中 Eppin 蛋白的表达量，进而减少精子中 Eppin 蛋白与精液凝固蛋白酶（Semenogelin）的结合量，减少精液中团块的出现，改善精子运动环境，进而提高精子活动力[16]。

本节参考文献

[1] Dada R,Gupta NP, Kucheria K. Molecular screening for Yq microdeletion in men with idiopathic oligozoospermia and azoospermia[J]. J Biosci,2003, 28(2):163—168.

[2] Patrick JR,Frank HC,Timothy BH,et al. WHO Manual for the Standardized Investigation, Diagnosis and Management of the Infertile Male (Second Edition). Cambridge University Press,2000:55.

[3] 张树成,王弘毅,王介东.1981—1996 年我国有生育能力男性精液质量的变化分析[J].生殖与避孕,1999,19:27.

[4] 伦新,荣莉.俞原配穴法治疗男性免疫性不育症的临床随机研究[J].中国针灸,2004,24(12):854—856.

[5] 李立,乔杰.实用生殖医学[M].北京:人民卫生出版社,2012:129—135.

[6] Mazzilli F,Rossi T, Delftno M,et al. Azoospermia: Incidence,and biochemical evaluation of seminal plasma by the differential pH method[J]. Panminerva Med,2000,42(1):27—31.

[7] 董乾.经皮穴位电刺激对弱精子症患者精子活力影响的临床观察[D].山东中医药大学,2011.

[8] Iwamoto T, Gagnon C. A human seminal plasma protein blocks the motility of human spermatozoa[J]. J Urol, 1988, 140:1045—1048.

[9] Luterman M, Iwamoto T, Gagnon C. Origin of the human seminal plasma motility inhibitor within the reproductive tract[J]. Int J Androl, 1991, 14:91—98.

[10] Robert M, Gagnon C. Sperm motility inhibitor from human seminal plasma: Presence of a

precursor molecule in seminal vesicle fluid and its molecular processing after ejaculation [J]. Int J Androl，1994，17：232—240.

[11] Sivashanmugam P，Hall SH，Hamil KG，et al. Characterization of mouse Eppin and a gene cluster of similar protease inhibitors on mouse chromosome 2[J]. Gene，2003，312：125—134.

[12] O'Rand MG. Changes in sperm surface properties correlated with capacitation. In：Fawcett DW，Bedford JM（eds）.，The Spermatozoon：Maturation，Motility and Surface Properties[M]. Baltimore，MD：Urban and Schwarzenberg，1979，412—428.

[13] 王增军.附睾蛋白激酶抑制剂 Eppin 和精囊蛋白 Semenogelin 1 相互关系研究[D].南京医科大学,2006.

[14] 丁新良.Eppin 基因多态性及低表达对雄性生殖功能的影响[D].南京医科大学,2010.

[15] 沙树斌.经皮穴位电刺激(TEAS)对特发性少、弱精子症患者的临床效应分析[D].山东中医药大学,2014.

[16] 赵鲁刚.经皮穴位电刺激(TEAS)改善弱精子症患者精子质量的机制研究[D].山东中医药大学,2014.

3.6　经皮穴位电刺激技术在改善子宫内膜容受性与宫内环境中的应用

20 世纪末,人类辅助生殖技术的问世为无数的不孕症患者带来了福音。近年来,随着实验室及临床技术的不断发展,胚胎培养技术和培养体系方面有了很大进展,使得受精率和卵裂率大大提高,但是临床上,许多患者有优质胚胎,多次移植之后胚胎仍然无法着床,导致体外受精—胚胎移植(IVF-ET)反复种植失败(repeated implantation failure，RIF)。亦有研究[1]表明,子宫内膜容受性(endometrial receptivity,ER)降低,可造成 2/3 的植入失败,故子宫内膜容受性的作用不容忽视。

子宫内膜容受性是一种子宫内膜的综合状态,指子宫内膜对胚胎的接受能力,即内膜允许胚泡黏附、穿透并植入而使胚胎着床的能力[2],此时也称为"植入窗口期"或"种植窗期"。优质胚胎多次移植仍不能着床时,多考虑子宫内膜容受性下降。子宫内膜发育不良临床表现为内膜形态、厚度、血流等方面的异常。患者因炎症、反复流产刮宫、机械损伤或宫腔粘连等因素,致使子宫内膜不能充分地增殖与分泌,导致结构和分泌等方面异常,而不利于形成胚胎着床的微环境,最终导致子宫内膜容受性降低。临床常见的是薄型子宫内膜、宫腔粘连等。

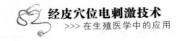

3.6.1　子宫内膜容受性的中西医病因

1）中医病因

"子宫内膜容受性"、"内膜发育不良"属于现代医学词汇,中医古籍中并没有子宫内膜容受性、内膜发育不良的记载。子宫内膜容受性下降、内膜发育不良当属"不孕"、"月经不调"、"经少"等范畴。

《广嗣诀》一书中指出:"以经期方止,子宫正开,宜及时布种,过此佳期,则子宫闭而不受胎矣。"张景岳也提到"此言妇人经期方止,其时子宫正开,便是布种之时",认为是受孕的最好时期。古代医家也探索出了排卵、受孕、胎成的生殖规律,而此"佳期"、"布种之时"与现代医学所说的"着床窗口期"开放以及子宫内膜容受性不谋而合,同时也间接地反映了胚胎着床必须与子宫内膜反应同步的观点。

《傅青主女科·种子篇》身瘦不孕中提出了"血足则子宫易于容物"的论点。女子以血为本,精血的摄藏最终赖于肾气的充盛。肾为先天之本,藏精、主生殖、系胞胎,肾中精气的盛衰,决定着天癸的至与竭,从而主持月经的行与止。先天禀赋不足,或房劳久病、损伤肾气,或屡次堕胎、伤精耗气、肾精不足,或数伤于血、营血亏虚、心血不足,心血亏虚,肾精亏损,肾气不足则冲任不固,不能摄精成孕而致不孕;肾阳虚弱,命门火衰,胞宫失于温煦;肾阴不足,则冲任亏虚,胞脉失养皆可导致不孕[3]。胞脉胞络亏虚,则子宫内膜失于濡养,造成内膜菲薄,容受性下降。本病多以肾虚、血虚、血瘀所致,主要与肾气不足、冲任气血失调有关,故应以补肾养血、活血化瘀、调理冲任为基本治法。

2）西医病因

子宫内膜容受性下降受患者子宫内膜薄、炎症、输卵管积水、子宫肌瘤、反复流产刮宫、机械损伤或宫腔粘连等因素影响。

随着现代医学的发展,对子宫容受性的影响因素有了进一步认识,子宫内膜厚度、形态、内膜血流、雌二醇和黄体酮、细胞形态学的胞饮突以及分子生物学水平的整合素家族(intergrins)、白血病抑制因子(LIF)和肝素结合样表皮生长因子(HB-EGF)等都对胚胎着床有重要的调节作用。

3.6.2　内膜容受性的评估方法

1）B超监测

①子宫内膜厚度

子宫内膜厚度和类型在月经周期中呈规律性改变,反映内膜的功能状态,是预测内膜容受性的简便指标。武泽等[4]认为,适合着床的最佳子宫内膜厚度是 0.8～1.2cm,内膜厚度＜0.7cm 时有较强的阴性预测价值,＞1.4cm 时则成功率降低。

子宫内膜发育不良导致的薄型子宫内膜尚无统一的判定标准,一般认为,正常的子宫内膜在增殖晚期厚度可达 8～14mm[5];而多数学者认为,黄体生成素峰(LH surge)日或超促排卵周期血清绒毛膜促性腺激素(HCG)日内膜厚度＜8mm 时,患者妊娠率明显降低[6,7];也有学者认为,HCG 日内膜厚度＜7mm 则定义为薄型子宫[8-10]。

②子宫内膜形态

子宫内膜形态指的是内膜与基层相对回声状态的分型,临床上多采用 Gonen 分型[11]标准:A 型,三线型或多层子宫内膜,外层和中部强回声,内层低回声或暗区,宫腔中线回声明显;B 型,弱三线型,中部孤立回声,宫腔中线回声不明显;C 型,均值强回声,无宫腔中线回声。一般认为,A、B 型子宫内膜着床率明显高于 C 型;在取卵日、移植日子宫内膜呈三线征者,妊娠率高[12,13]。Fanchin[14]的研究发现,胚胎移植前 A 型子宫内膜的妇女妊娠率高于 B、C 型的,且 B 型子宫内膜的妇女妊娠率又高于 C 型的,这说明改善子宫内膜形态对提高妊娠率有一定的帮助。

但对于内膜形态与妊娠结局的关系仍存在争议。王丽娜等[15]研究发现,妊娠组与不良妊娠或未妊娠组相比,内膜形态差异无显著性。

③子宫内膜血流

良好的子宫内膜血液供应通常被认为是子宫内膜生长和受精卵正常着床的基本必备条件。子宫内膜和内膜下血流的存在直接反映了子宫内膜局部微环境的血流灌注情况,血流信号缺乏或无血流信号往往代表子宫内膜容受性不良。有研究[16]表明,降低子宫动脉的血流阻力,改善子宫的血供,促进内膜发育,可为受精卵着床提供良好的条件。

2)激素监测

雌二醇(E_2)与黄体酮(P)在正常月经周期中有一定的生理水平变化和比例变化,二者的协同作用使子宫内膜产生结构和功能性的变化,在胚胎植入过程中起主导作用[17]。适量的 P 和 E_2 有相互协调和拮抗作用,有利于胚胎的着床[18]。

Valbuena 等[19]发现,高水平的 E_2 会影响胚胎的黏附、植入过程。过高水

平的 E_2 可以溶解黄体,引起内膜的种植窗提前关闭,使内膜发育滞后或提前于胚胎发育,产生不同步性[20],导致临床妊娠率的降低[21];低水平的 E_2 可使种植窗的开放时间延长,但也不可过低。$E_2 < 200pg/ml$ 时植入率最低,因为黄体期 E_2 浓度迅速下降会影响子宫内膜的完整性[22]。由此可见黄体期适量的 E_2 水平有利于提高子宫内膜的容受性。

P 主要在黄体期对子宫内膜发挥作用,可拮抗雌激素的内膜增殖作用,促进内膜腺体的发育,产生蜕膜样变,从而促进胚胎着床,因而适量的 P 水平是必需的。胚胎着床时,P 的升高可以降调孕激素受体,使内膜功能分化并产生分泌蛋白,呈现其最大限度的容受性。研究表明,P 对胞饮突的表达有着严格的调控作用,当 P 水平升高到一定程度时,内膜上的胞饮突开始发育,而 P 的降低也是胞饮突衰退的标志[23]。董方莉等[24]也在临床研究中发现,植入窗期妊娠组的血清黄体酮水平明显高于未妊娠组($P < 0.05$),说明黄体酮对种植窗的形成有着重要影响。

3)形态学标志—胞饮突

子宫内膜上皮细胞是由微绒毛细胞和纤毛细胞构成,胞饮突是子宫内膜上皮细胞表面"毛发样"的微绒毛融合成的大而平滑的突起,呈花朵状。Nikas 和 Aghajanova[25]发现,胞饮突出现在排卵后 1 周左右,大约 48h 后消退,存在的时间非常短暂。Bentin[26]的研究也发现,在排卵后的 6～8d 出现胞饮突的发育,常为自然月经周期的 20～21d,其数量与胚泡着床存在正相关关系。临床研究[27]发现,在 IVF-ET 过程中,成熟胞饮突不足的患者,胚胎植入后着床失败率高,而成熟胞饮突越丰富的患者妊娠率越高。

4)子宫内膜容受性相关分子标记物

影响子宫内膜容受性的生化指标包括溶血磷脂酸、半乳糖凝集素、白血病抑制因子、白细胞介质、转化生长因子(TGF)、血管内皮生长因子(VEGF)、胰岛素样生长因子及其Ⅰ型与Ⅱ型受体的 mRNA 水平、降钙素、基质金属蛋白酶-9(MMP-9)、整合素 α、整合素 β_3、Lewisy 寡糖抗原的表达及血清中微量元素、核转录因子(HOXA 基因)等[28-30]。

大量研究发现,整合素家族中只有 $\alpha_1\beta_1$、$\alpha_4\beta_1$、$\alpha\nu\beta_3$ 有周期性的特异性表达。Lessey 等[31]发现,α_1 出现于分泌期的子宫内膜;α_4 在分泌早期和分泌中期的内膜中出现明显表达,而在增生期则未见表达;分泌中期以及妊娠期的子宫内膜中有 β_3 的高表达。三者的表达与种植窗期相吻合,因而可作为评价子宫内膜容受性的评价指标[31,32]。目前发现种植窗期 $\alpha\nu\beta_3$ 的表达下降会降低子宫内膜的容受性[33]。$\alpha\nu\beta_3$ 表达缺陷会导致母体对胚胎识别及黏附的功能下降，影响胚胎着床，从而使妊娠率降低，流产率升高[34]。

白血病抑制因子(LIF)是一种分泌型糖蛋白、多肽生长因子，归属于白细胞介素(IL)-6 家族。LIF 在子宫内膜的增殖期出现低表达，而在分泌中、晚期的腺上皮细胞中表达最强，与胚胎着床时期一致，被认为是子宫内膜容受性的分子标志因子。

3.6.3　治疗方法

适当的子宫内膜厚度及良好的内膜血供，是成功妊娠必不可少的条件[35]。如何改善子宫内膜生长不良患者的内膜容受性，是当前生殖医学的热点及难点。

1)西医治疗

①宫腔镜

对于辅助生殖助孕子宫内膜发育不良者，首选宫腔镜查找原因，对于宫腔粘连者临床意义显著。Myers 和 Hurst[36]对重度宫腔粘连患者建议：对于确诊宫腔粘连者在宫腔粘连分离手术前 2～8 周给予雌激素替代治疗，手术后置球囊一周后改用宫内避孕器(IUD)，术后继续雌激素替代治疗 4～6 周后取环并评估宫腔状态；如宫腔无粘连，则建议后续激素替代治疗及增加子宫内膜血运治疗等。

②激素替代治疗

激素替代治疗(hormone replacement therapy,HRT)周期中，大剂量外源性雌激素(如戊酸雌二醇)的应用可使大部分患者子宫内膜厚度达到胚胎移植要求。戊酸雌二醇(商品名"补佳乐")是天然雌二醇的戊酸盐，与人体内自身的雌激素结构相同，可刺激子宫内膜生长和发育，使子宫内膜上皮和间质细胞呈增生状态，改善子宫内膜厚度。文献报道，自月经第 3 天开始口服补佳乐(4～6mg/d)，并连用 9～10d，可明显提高子宫内膜厚度及妊娠率[37]。也有剂量增加至 16mg/d 的报道[38]。但临床仍有部分患者在反复使用大剂量口服补佳乐刺激后，仍不能达到理想的内膜厚度。有中心在 HRT 周期中尝试使用芬吗通(Femoston)阴道给药刺激子宫内膜增长，获得一定效果[39,40]。作为微粒化雌二醇，芬吗通所含的 17β-雌二醇与天然雌二醇结构相似，可口服或阴道给药,阴道给药可更好地增加子宫中的药物浓度,减少全身用药的不良反应,且阴道吸收效果较好[40]。临床上,对于子宫内膜发育不良患者在口服补佳乐(4～6mg/d)的同时联合芬吗通阴道给药(2mg/d),可以明显改善子宫内膜厚度[39,40]。但是,对于有轻度肝肾功能异常、消化道吸收障碍或口服给药消化道症状严重的患者,芬吗通阴道给药(2mg/d)联合应用雌二醇凝胶(爱思妥,雌二醇含量 0.06%)(2 卡尺/d,1.5mg/d)改善子宫内膜生长也是一种选择[41—43]。Dupont 等[41]研究报道,经皮雌激素涂抹后,储存于皮肤角质层内,缓慢渗入表皮、真皮层及血管,生物利用度高达 10%,且经皮雌激素制剂不会诱导凝血因子的生成[44],不会增加静脉血栓栓塞(VTE)的风险[45]。

③改善子宫内膜血流

A. 小剂量阿司匹林

阿司匹林为乙酰水杨酸类药,它作用于前列腺素合成过程中的第一个合成酶——环氧化酶,通过使脂肪酸环氧化酶不可逆的乙酰化而失活,从而抑制前列腺环素(PGI2)和血栓素 A2(TXA2)的合成。由于血小板环氧化酶对阿司匹林的敏感性明显高于血管内皮细胞环氧化酶的敏感性[46],小剂量阿司匹林(50～150mg/d)能有效抑制血小板 TXA2 的合成,而不影响血管壁 PGI2 的合成,使 TXA2/PGI2 平衡趋向于 PGI2 占优势[47],从而抑制血小板活性,预防微血栓形成,降低子宫动脉血流阻力,改善局部血循环。目前,对于小剂量阿司匹林对改善子宫内膜发育不良的效果尚未明确。既往相关研究表明[48—50],自促排日或胚胎移植日开始低剂量阿司匹林(50～100mg/d)至行经或移植第 14 天,可以改善子宫内膜血流及妊娠结局。但是,2011 年,Siristati-dis 等[51]研究 13 个随机对照试验(RCT,$n = 2653$)的结果显示,体外受精(IVF)时,应用阿司匹林组与对照组的出生率、临床妊娠率、流产率均无统计学差异。

B. 磷酸二酯酶 5(phosphodiesterase 5,PDE5)抑制剂

临床目前常用的 PDE5 抑制剂主要是枸橼酸西地那非(商品名"万艾可",Viagra)是一氧化氮样药物,原用于治疗男性勃起功能障碍。其通过抑制磷酸二酯酶的活性来提高组织中的环磷酸鸟苷,使阴茎海绵体平滑肌和阴茎小动脉平滑肌松弛,增加组织局部血流,达到治疗目的。2002 年,Sher 和 Fisch[52]将万艾可应用于子宫内膜生长不良的辅助生育治疗,结果显示大部分患者子宫内膜有明显改善,可以提高 IVF 的成功率。亦有研究报道,西地那非 50～100mg/d 连续使用至黄体支持日可以提高内膜及内膜下血流,提高妊

娠率[53—55]。

C. 己酮可可碱联合大剂量维生素 E

己酮可可碱(PTX)为二甲基黄嘌呤类衍生物,可降低血液黏稠度,从而改善血液的流动性,促进缺血组织的微循环,增加特殊器官的氧供。维生素 E 是一种脂溶性维生素,其水解产物为生育酚,是最主要的抗氧化剂之一。维生素 E 能显著增加子宫内膜血管生成活性,并减少由脂质过氧化引起的子宫内膜细胞损伤。国外研究资料发现,己酮可可碱(400～800mg/d)联合大剂量维生素 E(500～1000IU)连续使用 3～12 个月,能增加薄型内膜患者的内膜厚度,改善内膜下血流,有效提高妊娠率。Letur-Könirsch 等[56]研究发现,对 6 名有放射后遗症的患者经过 12 个月的 PTX 联合维生素 E 治疗,可显著提高子宫内膜厚度。Lédée-Bataille 等[57]对 18 例薄型子宫内膜(<6mm)供卵患者应用己酮可可碱联合维生素 E 治疗,患者子宫内膜厚度明显增加,改善了妊娠率。Acharya 等[58]支持上述研究结论。PTX 联合维生素 E 治疗增加子宫内膜厚度的机制可能为[56—58]:a. 抑制成纤维细胞的增殖及细胞外基质的生产,增加胶原酶活性;b. 己酮可可碱拮抗肿瘤坏死因子 α(TNF-α)及其他细胞因子的产生及活性,有减轻炎症的作用;c. 清除氧化应激过程中产生的活性氧,保护细胞膜免受脂质过氧化损害;d. 长期补充维生素 E 可抑制转化生长因子 β_1(TGFβ_1)和前胶原基的表达,能缓解纤维化的发展。

④其他治疗策略

A. 生长激素(growth hormone,GH)

GH 是脑垂体远侧部的腺垂体合成并分泌的一种具有种属特异性的单链蛋白质类激素,是一种具有广泛生理功能的生长调节素。GH 通过增加卵巢内促生长因子(IGF-Ⅰ)的合成,增加 FSH 效应,同时促进颗粒细胞分泌功能,使总体雌激素浓度增加,提高了雌激素的水平,进而促进内膜发育[59]。另外,GH 还可促进细胞的有丝分裂,加速细胞的增殖,使内膜组织增生[60],分泌功能旺盛,从而改善内膜声像学特征。Momeni 等[61]提出 GH 可改善子宫内膜容受性,提高妊娠率。杨柳等[62]纳入 4 篇 RCT(共 268 例患者),分析总结得出:IVF-ET 子宫内膜发育不良患者在促排卵期辅助使用 GH,可改善其子宫内膜容受性,提高临床妊娠率。

B. 粒细胞集落刺激因子(G-CSF)

G-CSF 是一种糖蛋白,主要作用于中性粒细胞系,促进其增殖、分化和活化。研究还发现人子宫内膜和母胎界面均有 G-CSF 及其受体的表达[63,64]。

对于生殖系统,集落刺激因子(CSF)参与调节子宫内膜蜕膜化,促进子宫内膜细胞增殖及胚胎种植[65-67]等。此外,2011年,Gleicher等[67]首次报道应用G-CSF（30MU或300μg/ml)治疗薄型子宫内膜获得较好结果。在其后续研究[68]中,对第一次G-CSF宫腔灌注,内膜未达到7mm者,48h后再进行第二次G-CSF宫腔灌注,子宫内膜厚度明显得到改善。

2）中医治疗

《灵枢·根结》:"用针之要,在于知调阴与阳。"这是从中医学角度对针灸调节作用的总结,也是近年来针刺作用规律研究的重要方向。针灸作为传统中医疗法,在调经助孕治疗中有其独特的优势。

①穴位的选择

《素问·上古天真论》曰:"女子七岁,肾气盛,齿更发长,二七天癸至,任脉通,太冲脉盛,月事以时下,故有子。"中医理论认为,脏腑、天癸、气血、冲任、督带与胞宫是女性生殖系统的生理基础,其中肾、天癸、冲任、胞宫是中心环节,从而形成了"肾—天癸—冲任—胞宫轴",这与现代西医学所提出的"下丘脑—垂体—性腺轴"有一定的相似之处。"肾—天癸—冲任—胞宫轴"的功能正常,才能保证胚胎着床的顺利进行,因而选穴时要遵循补肾养血、调和冲任的治疗原则。选穴时,可排除一些孕妇的禁忌穴,再参照中医妇科与针灸学中基本理论选穴施治。

天枢属于足阳明胃经,是大肠募穴,最早见于《针灸甲乙经》,别名"长溪"、"谷门"。天枢恰为人身之中点,如天地交合之际,升清降浊之枢纽,其应用以治疗肠胃疾病为主。人的气机上下沟通,升降沉浮,均过天枢穴。妇女以血为本,血的生成、运行和统摄均有赖于气的生化、推动和固摄,而气机的条达对于妇女至关重要。电针刺激天枢,可通调气机,振奋气血。

三阴交属于足太阴脾经穴,是足三阴经之交会穴,即足太阴脾经、足少阴肾经、足厥阴肝经交会之处。脾统血、肝藏血、肾藏精,三阴交作为精血之穴,可健脾益血、调补肝肾、安神,是治疗妇人病常用穴。三条阴经交汇之穴,可以调和阴血,镇静安神。

中极属于任脉穴,为膀胱之募穴,系足三阴、任脉之会,出自《素问·骨空论》,其别称为"气原"、"玉泉"。中极通胞宫,功通冲任,与关元同为足三阴经与任脉之交会穴,故中极合关元可培元固本,调养冲任;合三阴交可调理冲任、化瘀通经。

子宫穴为经外奇穴,具有调经理气、升提下陷之功,出自《针灸大全》。《针灸大成》提到子宫穴能够治疗"妇人久无子嗣"。胞宫的主要功能为产生月经和孕育胎儿,而该穴作为治疗胞宫疾病的特效穴位,可治疗女性不孕、月经不调、阴挺等妇科疾病。针刺子宫穴可以条达气机、活血通络。余蕾等[69]发现,针刺子宫穴可通利血脉、破散瘀结,达到治疗子宫肌瘤的目的。也有研究发现,艾灸子宫穴有减轻子宫收缩的作用[70]。

关元早见于《灵枢·寒热病》,为小肠之募穴,属任脉穴位,具有培元固精、温肾调经之效。该穴位居脐下胞中,为一身元气所在,冲、任、督脉均起于此处,因而称为"一源三歧"。《难经》称其为"人之生养之本",具有温肾壮阳、培补元气、补益精血、益精调经之功效。现代研究发现,灸刺关元穴可调节性激素水平,增加内膜厚度,从而改善妊娠结局[71]。

诸穴合用,可以补肾健脾、调理冲任,使精血充足、冲任有养,促进机体阴阳平衡。

②时间、频率的选择

《黄帝内经·营卫生会》云:"其清者为营,浊者为卫……营周不休,五十而复大会。"一昼夜中,营气、卫气各自在脉中、脉外运行 50 周,按照 24h 计算,营卫在机体中运行 1 周的时间为 28.8min,所以每次针刺 30min 正符合气血运行规律。现代研究发现,刺激时间短于 30min 为无效结果,而刺激 40min 及以上也并未得到更好的治疗效果。

一般认为频率低于 30Hz 的连续波为疏波,能够改善血液循环,有效调节血压[72],而大于 30Hz 的连续波为密波,具有明显的镇痛效果[73]。研究表明,低频的电针刺激能增加卵巢的血流,调节交感神经的活动,影响内分泌及排卵,而丰富的子宫动脉血流能使子宫内膜有足够的厚度以适于着床,从而提高妊娠率。

但是徐梅等[74]发现,对于反复植入冻融胚胎移植失败患者,月经第 10 天开始给予 100Hz 的 TEAS 治疗,移植当日内膜及厚度增长差值均高于对照组,且临床妊娠率及着床率高于对照组。这也为临床针刺治疗提供了新思路。

③针灸对性激素的影响

针灸可调理冲任、脏腑气血,调节"肾—天癸—冲任—胞宫轴"的功能,而"肾—天癸—冲任—胞宫轴"类似于现代医学之"下丘脑—垂体—卵巢轴"。有研究[75]认为,针灸治疗后人体神经内分泌功能得到调节,血清雌二醇(E_2)、黄体酮(P)含量较治疗前显著升高;针灸对下丘脑—垂体—卵巢轴的分泌功能具有良性调节作用,可使性腺激素的分泌趋于正常[76]。而性激素与子宫内膜超声形态的关系密切,卵泡期子宫内膜的雌激素效应会影响围排卵期子宫内膜的回声强度[77]。陈芊等[78]将针灸运用于 IVF 中发现,观察组的 HCG、E_2、P 水平升高,观察组 A 型子宫内膜所占比例高于对照组,说明针灸可以改善子宫内膜类型和血流状态。

④针刺对内膜血流的影响

王慧丹[79]取穴关元、中极、子宫(双侧)、三阴交(双侧)探究针灸理疗对肾虚血瘀型多囊卵囊综合征(PCOS)不孕症患者子宫内膜容受性的影响,结果认为,针灸理疗可以提高该类患者的子宫内膜容受性,其机理可能与改善子宫内膜血流有关。

董继翠[80]采用电针刺激卵泡发育不良患者,选穴关元、中极、子宫(双侧)、归来(双侧)、三阴交(双侧),证实电针能改善卵巢动脉血流供应,增加舒张期血流灌注量,有效降低阻力指数(RI)、搏动指数(PI)、脐动脉舒张压血流速度高低比值(S/D),并对子宫内膜发育有一定的促进作用,显著提高受孕率。

3)针刺对内膜容受性相关分子标记物的影响

张维怡等[81]通过试验研究证实,针刺关元、中极、双侧三阴交、双侧子宫穴,可上调子宫内膜组织整合素 $\alpha v \beta_3$、雌激素受体(ER)、孕激素受体(PR)、同源盒基因 A10(HOXA10)、白血病抑制因子(LIF)蛋白及其 mRNA 水平,显著改善克罗米芬促排卵治疗导致的子宫内膜容受性不良状态。

另有研究[82]发现,针刺关元、子宫、三阴交等穴位能上调雌孕激素受体、子宫整合素 $\alpha v \beta_3$ 及 mRNA 的水平,提高血清 E_2 及子宫内膜容受性的标志分子蛋白 HOXA10 的水平,可明显改善克罗米芬促排卵治疗导致的子宫内膜容受性不良状态,并且显著提高胚胎着床率。

3.6.4 结 语

子宫内膜发育不良的治疗一直是生殖医学领域的重要研究课题,多种治疗手段,协同治疗的效果可能更为理想。临床医生应探索新的治疗方法,进行大样本、多中心的 RCT 研究,以期能更加有效地提高治疗效果,提高妊娠率,更有效地指导临床工作。

本节参考文献

[1] Achache H, Revell A. Endometrial receptivity markers, the journey to successful embryo implantation[J]. Hum Reprod Update, 2006, 12:731—746.

［2］王莹.IVF-ET 中阴道超声对子宫内膜容受性的评价［J］.中国优生与遗传杂志,2010,18：321—333.

［3］胡倩.中医改善子宫内膜研究进展［J］.内蒙古中医药,2012,2:137—138.

［4］武泽,李蓉,乔杰.辅助生殖技术治疗中子宫内膜容受性标志变化的研究进展［J］.生殖与避孕,2011,31(8):528—543.

［5］Grow DR, Iromloo K. Oral contraceptives maintain a very thin endometrium before operative hysteroscopy［J］.Fertil Steril, 2006, 85(1):204—207.

［6］Friedler S, Schenker JG, Herman A, Lewin A. The role of ultrasonography in the evaluation of endometrial receptivity following assisted reproductive treatments: A critical review［J］. Hum Reprod Update, 1996,2(4):323—335.

［7］Richter KS, Bugge KR, Bromer JG, et al. Relationship between endometrial thickness and embryo implantation, based on 1,294 cycles of in vitro fertilization with transfer of two blastocyst-stage embryos［J］.Fertil Steril, 2007, 87(1):53—59.

［8］Schild RL, Knobloch C, Dorn C, et al. Endometrial receptivity in an in vitro fertilization program as assessed by spiral artery blood flow, endometrial thickness, endometrial volume,and uterine artery blood flow［J］. Fertil Steril, 2001, 75:361—366.

［9］Garcia-Velasco JA, Isaza V, Caligara C, et al. Factors that determine discordant outcome from shared oocytes［J］. Fertil Steril, 2003, 80:54—60.

［10］Sharma R, Rao K, Srinivas MS, et al. Is endometrial thickness on the day of ET really predictive on the IVF outcome? ［J］.FM, 2012,3:40—47.

［11］Gonen Y, Casper RF. Prediction of implantation by the sonographic appearance of the endometrium during controlled ovarian stimulation for in vitro fertilization (IVF)［J］. J In Vitro Pert Embryo Transf,1990,7(3):146—152.

［12］谭新沙,雷小敏.子宫内膜容受性的研究进展及其改善措施［J］.医学综述,2011,(2):268—271.

［13］Jarvela IY,Sladkevicius P, Kelly S, et al. Evaluation of endometrial receptivity during invitro fertilization using three-dimensional power Doppler ultrasound［J］. Ultrasound Obstet Gynecol,2005,26(7):765—769.

［14］Fanchin R. Assessing uterine receptivity in 2001［J］. Annals of New York Academy of Sciences,2001,943(1):185—202.

［15］王丽娜,乔杰,李蓉,等.应用彩色多普勒能量图检测子宫内膜血流评价 IVF-ET 结局［J］.中国微创外科杂志,2006,(11):857—860.

［16］Wang YN,Song DR. Research progress of Chinses drugs improving endometrial receptivity［J］. Chin J Integr Tradit West Med,2009,29(7):666—668.

［17］Papic Obradovic M, Dragojevic Dikic S, Mitrovic A, et al. Correlation analysis of predictive factor of successful plantation in fertilization in vitro［J］. Srp Arh Celok Lek, 2003,

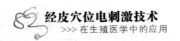
131：311—313.

[18] Lukaszuk K，Liss J，Lukaszuk M，et al. Optimization of estradiol supplementation during the luteal phase improves the pregnancy rate in women undergoing in vitro fertilization-embryo transfer cycles[J]. Fertil Stril, 2005，83：1372—1376.

[19] Valbuena D，Martin J，de Pablo JL，et al. Increasing levels of estradiol are deleterious to embryonic implantation because they directly affect the embryo[J]. Fertil Steril，2001；76(5)：962—968.

[20] Simon C，Domingguez F，Valbuena D，et al. The role of estrogen in uterine receptivity and blastocyst implantation[J]. Trends Endocrinol Metab, 2003，14：197—199.

[21] Ma WG，Song H，Das SK，et al. Estrogen is a critical determinant that specifies the duration of the window of uterine receptivity for implantation[J]. Proc Natl Acad Sci USA，2003，100：2963—2968.

[22] Shatara FI，Mc Clamrock，HD. Ratio of oestradiol concentration on the day of human chorionic gonadotrophin administration to mid-luteal oestradiol concentration is predictive of in-vitro fertilization outcome[J]. Hum Reprod，1999，14(11)：2777—2782.

[23] Stareus E，Mkas G，Sahlin L，et al. Formation of pinopodes in human endometrium is associated with the concentrations of progesterone and progesterone receptors[J]. Fertil Steril, 2001，76(4)：782—791.

[24] 董方莉，潭丽，郑英. 植入期血清 A 激素水平及子宫内膜抑制因子表达对体外受—胚胎移植结局的预测价值[J]. 生殖医学杂志，2007，16(1)：20—23.

[25] Nikas G，Aghajanova L. Endometrial pinopodes：some more understanding on human implantation[J]. Reprod Biome Online，2002，4(3)：18—23.

[26] Bentin LU. Relevance of endometrial pinopodes for human blastocyst implantation[J]. Hum Reprod，2000，15(6)：67—73.

[27] 刘琴，李佩玲，刘梅梅. 胞饮突的相关研究进展[J]. 中国优生与遗传杂志，2012，(1)：3—4.

[28] 宋桂红，胥莉，纪亚忠. 子宫内膜容受性相关细胞因子研究现状[J]. 国际生殖健康/计划生育杂志，2008，27(1)：20—23.

[29] Creus M，Ordi J，Fabregues F，et al. The effect of different hormone therapies on integrin expression and pinopode formation in the human endometrium：A controlled study[J]. Hum Reprod，2003，18(4)：683—693.

[30] Taylor HS，Fei X. Emx2 regulates mammalian reproduction by altering endometrial cell proliferation[J]. Mol Endocrinol，2005，19(11)：2839—2846.

[31] Lessey BA，Castelbaurn AJ，Buck CA，et al. Further characterization of endometrial integrins during the menstrual cycle and in pregnancy [J]. Fertil Steril，1994，62(3)：497—506.

[32] Lessey BA. Two pathways of progesterone action in the human endometrium：Implica-

tions for implantation and contraception[J]. Steroids, 2003,68(10—13):809—815.

[33] Lessey BA. Implantation defects in infertile women with endometrsis[J]. Ann N Y Acad Sci,2002,955:265—280.

[34] 王颖,陈咏健,李美芝.促排卵治疗对多囊卵巢综合征患者子宫内膜整合素 $\alpha\nu\beta_3$ 表达的影响[J].中华妇产科杂志,2000,35(3):163—165.

[35] Mc Williams GD, Frattarelli JL. Changes in measured endometrial thickness predict in vitro fertilization success[J]. Fertil Steril, 2007, 88(1):74—81.

[36] Myers EM, Hurst BS. Comprehensive management of severe Asherman syndrome and amenorrhea[J]. Fertil Steril, 2012, 97:160—164.

[37] 杨洁,侯棚钟,黄晓虹,等.补佳乐联合复方氨维胶囊对薄型子宫内膜不孕症者妊娠结局的改善[J].生殖与避孕,2012,32(6):413—416.

[38] Shen MS, Wang CW, Chen CH, et al. New horizon on successful management for a woman with repeated implantation failure due to unresponsive thin endometrium: Use of extended estrogen supplementation[J]. J Obstet Gynaecol Res, 2013,39(5):1092—1094.

[39] Xu W, Zhou F, Li C,et al. Application of Femoston in hormone replacement treatment-frozen embryo transfer and its clinical outcomes[J]. National Medical Journal of China, 2013,93(47):3766—3769.

[40] Liao X, Li Z, Dong X, et al. Comparison between oral and vaginal estrogen usage in inadequate endometrial patients for frozen-thawed blastocysts transfer[J]. Int J Clin Exp Pathol, 2014,7(10):6992—6997.

[41] Dupont A,Dupont P,Cusan L,et al. Comparative endocrinological and clinical effects of percutaneous estradiol and oral conjugated estrogens as replacement therapy in menopausal women[J]. Maturitas,1991,13:297—311.

[42] de Lunardo MC, Chevallier T, Herbrecht F,et al. Determination of acceptability of 2 cutaneous estradiol gels, in a dose of 1.5mg daily[J]. J Gynecol Obstet Biol Reprod(Paris), 2000,29(5):509—516.

[43] 宋娟,龚斐,等.经皮雌二醇凝胶在冻融胚胎移植中的应用[J].生殖医学杂志,2015,7(24):555—558.

[44] Studd J. Ten reasons to be happy about hormone replacement therapy: A guide for patients[J]. Menopause Int,2010,16:44—46.

[45] Canonieo M,Oger E,Plu-Bureau G,et al. Hormone therapy and venous thromboembolism among postmenopausal women: Impact of the route of estrogen administration and progestogens: the ESTHER study[J]. Circulation,2007,115:840—845.

[46] Si bai BM. Low dose aspirin in pregnancy[J]. Obstet Gynecol,1989.74(4):551—557.

[47] 蔚蔚,张振钧.小剂量阿司匹林预防妊高征的研究[J].中华妇产科杂志,1991,26(5):342—344.

[48] Haapsamo M，Martikainen H，Räsänen J. Low-dose aspirin and uterine haemodynamics on the day of embryo transfer in women undergoing IVF/ICSI：A randomized，placebo-controlled，double-blind study[J]. Hum Reprod，2009，24(4)：861—866.

[49] Haapsamo M，Martikainen H，Räsänen J. Low-dose aspirin reduces uteroplacental vascular impedance in early and mid gestation in IVF and ICSI patients：A randomized，placebo-controlled double-blind study[J]. Ultrasound Obstet Gynecol，2008，32(5)：687—693.

[50] Weckstein LN，Jacobson A，Galen D，et al. Low-dose aspirin for oocyte donation recipients with a thin endometrium：prospective，randomized study[J]. Fertil Steril，1997，68：927—930.

[51] Siristatidis CS，Dodd SR，Drakeley AJ. Aspirin for in vitro fertilisation[J]. Cochrane Database Syst Rev，2011，(8)：CD004832.

[52] Sher G，Fisch JD. Effect of vaginal sildenafil on the outcome of in vitro fertilization (IVF) after multiple IVF failures attributed to poor endometrial development[J]. Fertil Steril，2002，78(5)：1073—1076.

[53] Takasaki A，Tamura H，Miwa I，et al. Endometrial growth and uterine blood flow：A pilot study for improving endometrial thickness in the patients with a thin endometrium[J]. Fertil Steril，2010，93：1851—1858.

[54] Alieva K，Kulakova E，Ipatova M，et al. Efficiency of recovery physiotherapy and sildenafil citrate in complex preparation of endometrium in women with disorders in uterine hemodynamics undergoing IVF[J]. Hum Reprod，2012，27(Suppl 2)：205—223.

[55] Dehghani Firouzabadi R，Davar R，Hojjat F，et al. Effect of sildenafil citrate on endometrial preparation and outcome of frozen-thawed embryo transfer cycles：A randomized clinical trial [J]. Iran J Reprod Med，2013，11(2)：151—158.

[56] Letur-Könirsch H，Guis F，Delanian S. Uterine restoration by radiation sequelae regression with combined pentoxifylline-tocopherol：A phase II study[J]. Fertil Steril，2002，77(6)：1219—1226.

[57] Le′de′e-Bataille N，Olivennes F，Lefaix JL，et al. Combined treatment by pentoxifylline and tocopherol for recipient women with a thin endometrium enrolled in an oocyte donation programme[J]. Human Reprod，2002，17(5)：1249—1253.

[58] Acharya S，Yasmin E，Balen AH. The use of a combination of pentoxifylline and tocopherol in women with a thin endometrium undergoing assisted conception therapies：A report of 20 cases[J]. Hum Fertil，2009，12(4)：198—203.

[59] Adashi EY，Resnick C，Hernandaz RD，et al. Insulin like growth factors as intraovarian regulators of granulose cell growth and function[J]. Endoer Rev，1985，6(3)：400—420.

[60] 孙苏，朱尚权. 生长激素的结构和功能[M]. 国外医学生理、病理科学与临床分册，1999，19(1)：5—9.

［61］ Momeni M，Rabbar MH，Kovanci E. A meta-analysis of the relationship between endometrial thickness and outcome of in vitro fertilization cycles[J]. J Hum Reprod Sci，2011，4(3)：130—137.

［62］ 杨柳，魏占才，张学红.生长激素对体外受精—胚胎移植中子宫内膜发育不良患者有效性的 Meta 分析[J].现代妇产科进展，2014，23(7)：560—563.

［63］ Tanaka T，Miyama M，Masuda M，et al. Production and physiological function of granulocyte colony-stimulating factor in non-pregnant human endometrial stromal cells[J]. Gynecol Endocrinol，2000，14：399—404.

［64］ Paiva P，Hannan NJ，Hincks C，et al. Human chorionic gonadotrophin regulates FGF2 and other cytokines produced by human endometrial epithelial cells，providing a mechanism for enhancing endometrial receptivity[J]. Hum Reprod，2011，26：1153—1162.

［65］ Wurfel W. Approaches to a better implantation[J]. J Assist Reprod Genet，2000，17(8)：473.

［66］ Carter D. Compositions and methods for reducing the likelihood of implantation failure or miscarriage in recipients of artificial insemination[P]. US：2009/0226397 A1，September 10，2009.

［67］ Gleicher N，Vidali A，Barad DH. Successful treatment of unresponsive thin endometrium[J]. Fertil Steril，2011，95(6)：e13—e17.

［68］ Gleicher N，Kim A，Michaeli T，et al. A pilot cohort study of granulocyte colony-stimulating factor in the treatment of unresponsive thin endometrium resistant to standard therapies[J]. Hum Reprod，2013，28：172—177.

［69］ 余蕾，张春婷，曹雪梅.子宫穴温针灸为主治疗子宫肌瘤 32 例临床观察[J].针灸临床杂志，2005，21(9)：45.

［70］ 廖淑蔚，王一桥，黎清婵.艾灸子宫穴对加强子宫收缩的疗效观察[J].光明中医，2011，7：408.

［71］ 魏凌霄，周剑萍，赵媛.针刺关元穴搓柄提插法辅助治疗排卵障碍性不孕症临床观察[J].中西医结合杂志，2010，30(12)：1331—1333.

［72］ Ma SX，Ma J，Moise G，et al. Responses of neuronal nitric oxide synthase expression in the brainstem to electroacupuncture Zusanli (ST 36) in rats[J]. Brain Res，2005，1037(1—2)：70—77.

［73］ Attele AS，Mehendale S，Guan X，et al. Analgesic effects of different acupoint stimulation frequencies in humans[J]. Am J Chin Med，2003，31(1)：157—162.

［74］ 徐梅，杨菁，赵萌，等.经皮穴位电刺激对反复着床失败冻融胚胎移植患者的影响[J].生殖医学杂志，2014，23：624—627.

［75］ 徐国男.针灸加中药治疗对提高试管婴儿成功率的疗效观察[J].天津中医药，2006，23(4)：342.

[76] 程丽娜,杜桂珍,陈伯英,等.电针调整去卵巢大鼠下丘脑—垂体—卵巢轴异常功能的生化机制[J].上海针灸杂志,2001,20(6):32—34.

[77] 艾红,胡海燕,尹益民,等.子宫内膜超声形态与性激素的关系[J].西安交通大学学报:医学版,2005,26(3):276—279.

[78] 陈芊,郝翠芳,等.针灸对体外受精—胚胎移植者妊娠结局的影响[J].中国针灸,2015,35(4):313—317.

[79] 王慧丹.针灸理疗对 PCOS 不孕症患者子宫内膜容受性的影响[D].山东中医药大学,2010:3—5.

[80] 董继翠.电针治疗卵泡发育不良临床观察[J].中国中医药信息杂志,2007,14(9):68—69.

[81] 张维怡,黄光英,刘洁,等.针刺对克罗米芬治疗的多囊卵巢综合征大鼠子宫内膜容受性的影响[J].华中科技大学学报,2009,38(5):649—654.

[82] Hang WY,Huang GY,Liu J,et al. Acupuncture induced improvement of endometrial receptivity of rats with polycystic ovary syndrome treated by clomiphene for ovarian stimulation[J]. World J Acupuncture-Moxibustion,2009,19(2):30—37.

3.7 经皮穴位电刺激技术在治疗多囊卵巢综合征中的应用

多囊卵巢综合征(polycystic ovary syndrome,PCOS)是妇科最常见的生殖内分泌疾病之一,以持续性无排卵、高雄激素血症和(或)卵巢多囊性改变为特征,临床上常表现为月经不调、不孕、多毛、肥胖,或伴有Ⅱ型糖尿病、高血压、心血管疾病等慢性并发症。目前,国外 PCOS 患病率大约为 5%～10%,国内 PCOS 患病率占不孕人群的 30%～40%,占不排卵性不育人群的 75% 左右[1]。中医历代文献并无"多囊卵巢综合征"相关病名的记载,但根据其临床表现,可归属中医学"月经后期"、"闭经"、"经量过少"、"不孕"等范畴。目前已有不少研究证明针灸治疗 PCOS 疗效确切。本小节主要对近年来电针治疗多囊卵巢综合征方面的状况加以概述。

3.7.1 实验研究

Maliqueo 等[2]对多囊卵巢综合征模型大鼠给予低频电针治疗,与对照组大鼠相比,测定动情周期、卵巢形态、性类固醇、促性腺激素、胰岛素样生长因子Ⅰ、骨密度、基因和卵巢组织蛋白表达,并探讨电针是否可以调节多囊卵巢综合征大鼠交感神经活动或性激素的合成。结果发现,低频电针能改变大鼠的动情周期,降低循环 LH、LH/FSH 的比值、脂连蛋白受体 2 的高卵巢基因表达,增加脂连蛋白受体 2 蛋白和磷酸化细胞外调节蛋白激酶(ERK1/2)的表达以及皮质骨密度。

孙洁等[3]将 30 只雌性 SD 大鼠随机分成正常组、模型组、电针组各 10 只,模型组和电针组采用来曲唑灌胃复制 PCOS 模型;电针组选取关元、中极给予电针治疗,每天 1 次,治疗 14d。观察治疗前后大鼠卵巢质量、卵巢组织形态学及超微结构变化,采用免疫组化法测定卵泡颗粒细胞层 P450 芳香化酶 (P450aromatase,P450arom)和卵泡膜细胞层 P45017α-羟化酶(P450c17α)的表达,并用酶联免疫吸附测定(enzyme-linked immunosorbent assay,ELISA) 法检测卵巢组织相关性激素雌二醇(E_2)、雌酮(E_1)、雄烯二酮(ASD)、睾酮 (T)、FSH、LH 含量变化。结果显示,电针治疗不仅能减小 PCOS 大鼠异常增大的卵巢,改善卵巢形态结构,还可使 PCOS 大鼠卵巢卵泡膜细胞层的 P450c17α 表达和相关性激素 ASD、T、LH 水平降低,而卵泡颗粒细胞层的 P450arom 表达和 E_1、E_2 水平增高。这说明电针可通过促进 PCOS 大鼠卵巢颗粒细胞层 P450arom 表达,抑制卵泡膜细胞层 P450c17α 表达,促使卵巢内雄激素能向雌激素正常转化,由此改善 PCOS 大鼠卵巢局部内分泌环境紊乱,达到恢复或改善其卵泡发育及排卵异常的作用。

Feng 等[4]为评估低频电针对多囊卵巢综合征大鼠的影响,将大鼠随机分成正常组、模型组、电针组各 12 只,其中 PCOS 电针组大鼠接受 2Hz 电刺激。通过观测大鼠动情周期、促性腺激素释放激素的表达和分布、促性腺激素释放激素受体、下丘脑促肾上腺皮质激素释放激素(CRH)等各项指标,发现低频电针干预双氢睾酮(dihydrotestosterone,DHT)诱导 PCOS 大鼠可以改变其动情周期,恢复促性腺激素释放激素和雄激素受体(androgen receptor,AR) 蛋白的表达。此外,Feng 等[5]评价低频电针与手动针刺对 PCOS 大鼠的月经频率、雄激素和动情周期的有效性,并探讨两种刺激手法的中枢机制,实验中将 PCOS 大鼠分别接受 2Hz 电针和手动针刺干预,而对照组大鼠未予任何处理。研究发现,低频电针与手动针刺对改善动情周期均疗效显著,但两者无明显差异;电针在降低大鼠血清睾酮反应方面,明显优于手动针刺组与对照组大鼠;低频电针作用可能通过中枢阿片受体介导,而手动针刺的机制可能涉及类固醇激素/肽受体的调节。

彭艳等[6]通过母体高雄激素环境建立子代雌性大鼠高雄激素血症和胰岛素抵抗模型,探讨针刺对孕期高雄化大鼠的治疗效果,以及针刺调节卵巢局部胰岛素信号传导关键分子磷脂酰肌醇 3 激酶(phoshoinositide 3-kinase,PI-

3K)和丝裂原激活蛋白激酶(mitogen-activated protein kinase,MAPK)的效果,明确针刺治疗胰岛素抵抗的分子机制。选择雌性 Wistar 大鼠分组治疗,丙睾组雌鼠在孕第 16 天时每只一次性给予颈背部皮下注射丙酸睾酮(丙睾)(2.5mg/d),连续注射 3d;油剂组雌鼠在孕第 16 天时每只一次性给予颈背部皮下注射等剂量的中性茶油,连续注射 3d。油剂组所产子代雌鼠为油剂组,丙睾组所产雌性子代为丙睾组。再将丙睾组大鼠分为针刺模型组(予针刺治疗)和模型组(不予针刺治疗),丙睾组大鼠分为针刺对照组(予针刺治疗)和对照组(不予针刺治疗)。研究中,针刺干预选取双侧足三里、丰隆、三阴交、天枢予 2Hz 电刺激,强度以肌肉轻微抖动为度。结果发现,对模型大鼠进行孕期丙酸睾酮注射,所生子代雌鼠有生殖和代谢异常,符合 PCOS 患者临床特征;针刺能够降低模型大鼠雄激素和血糖,提高胰岛素敏感性,降低体重;针刺能够调节模型动物骨骼肌、卵巢局部胰岛素信号传导、蛋白表达和卵巢局部雄激素合成酶表达。

陈旭[7]观察了电针刺激胰俞、三阴交对胰岛素抵抗型多囊卵巢综合征模型大鼠的性激素、胰岛素抵抗指数(HOMA-IR)及胰岛素敏感指数(ISI)的影响。将 50 只以硫酸普拉睾酮钠配合高脂高卡饮食诱导胰岛素抵抗型 PCOS 模型大鼠分为模型组、电针治疗组、达英-35＋二甲双胍治疗组、电针＋达英-35＋二甲双胍治疗组。电针干预是在胰俞穴、三阴交穴上施加 2Hz、1.5mA 的连续波电刺激 20min;达英-35 与二甲双胍治疗给予大鼠达英-35 溶解液每天 240mg/kg、二甲双胍每天 0.38g/kg 混悬液灌胃;而模型组大鼠每天以同等体积蒸馏水灌胃。最后检测大鼠睾酮(T)、黄体生成素(LH)、卵泡刺激素(FSH)、胰岛素样生长因子-1(IGF-1)、空腹血糖(FBG)、餐后 2h 血糖(P2hBG)、血浆胰岛素(FINS)。结果显示,模型组的血清 T、LH、LH/FSH 明显高于对照组,提示模型复制成功。电针治疗组、达英-35＋二甲双胍治疗组及电针＋达英-35＋二甲双胍治疗组的 T、LH、LH/FSH 值明显低于模型组;而与正常对照组比较,模型组、电针治疗组、达英-35＋二甲双胍治疗组、电针＋达英-35＋二甲双胍治疗组的 IGF-1 表达均有不同程度增强;与模型组比较,电针治疗组、达英-35＋二甲双胍治疗组、电针＋达英-35＋二甲双胍治疗组的 IGF-1 表达均有所减弱,电针＋达英-35＋二甲双胍治疗组改善最显著。此外,模型组、电针治疗组、达英-35＋二甲双胍治疗组、电针＋达英-35＋二甲双胍治疗组的 FBG、P2hBG、FINS、ISI、HOMA-IR 水平明显高于正常对照组;与模型组比较,电针治疗组、达英-35＋二甲双胍治疗组、电针＋达英-35＋

二甲双胍治疗组的 FBG、P2hBG、ISI、HOMA-IR 水平均显著改善,电针＋达英-35＋二甲双胍治疗组改善最显著。研究表明,电针刺激胰俞、三阴交,配合达英-35 及二甲双胍可有效提高胰岛素敏感性,降低血清胰岛素抵抗,抑制 T 及 LH,改善排卵功能。

相关实验研究多从内分泌水平、基因表达等解释电针对多囊卵巢综合征大鼠的可能作用机制或途径,发现电针可以调控 PCOS 大鼠相关基因和蛋白的表达,或调节大鼠性激素水平,尤其是降低雄激素、T、LH 等相关激素水平,或提高大鼠胰岛素敏感性,降低其胰岛素抵抗,最终改善 PCOS 大鼠卵巢局部内分泌环境,以恢复其卵巢功能。实验研究的主要目的是为指导进一步的临床研究与应用打下夯实的基础。

3.7.2 临床研究

1)单纯电针治疗多囊卵巢综合征

电针是临床上应用广泛的针灸疗法,目前不少临床实践与研究证明,电针可以改善 PCOS 患者的临床症状、内分泌水平以及临床妊娠率,且疗效显著。

崔薇等[8]对行体外受精－胚胎移植(IVF-ET)的 PCOS 患者在超促排卵过程中加以电针干预,观察电针对患者纺锤体及卵子质量的影响。对照组 98 例给予长方案超促排卵(controlled Dvarian hyperstimulation,COH),电针组 119 例在长方案超促排卵的基础上配合电针疗法,患者在 COH 前 1 个月经周期及 COH 过程中,取肾俞、气海、足三里、三阴交、内关、子宫穴予电针疏密波治疗,用以调理肝、脾、肾三脏,补肾益气,调理脾胃,疏肝解郁,祛痰除湿,调畅气血;电流强度以患者感觉舒适为度,每天 1 次,每次 30min;电针 5d,休息 1～2d,直至取卵日。本研究通过观察纺锤体与第一极体的位置关系,发现纺锤体位于极体 11 点至 1 点的卵子数与 HCG 日 E_2 水平及优胚率呈显著正相关性,证实纺锤体的位置可作为评估卵子质量的一个重要指标。而电针组纺锤体位于极体 11 点至 1 点的卵子数占获卵数的比例明显高于对照组,表明电针干预可以改善卵子质量,提高优胚率,进而提高患者的临床妊娠率。

陈军等[9]探讨电针干预对多囊卵巢综合征患者行体外 IVF-ET 过程中的作用。同样与对照组比较,观察组在促性腺激素释放激素激动剂长方案上加用电针干预,电针取关元、子宫、三阴交、太溪、丰隆,予 15～30V 的疏密波电刺激;治疗强度以患者舒适为度,每天 1 次,每次 30min,直至取卵日。结果发现,观察组 IVF 受精率、优质胚胎率、种植率和临床妊娠率均明显高于对照组;促性腺激素(Gn)用量单位、OHSS 发生率低于对照组;Gn 用药时间、获卵率、卵裂率,以及 HCG 注射日 E$_2$、P、LH 水平没有显著差别。由此可见对行 IVF 的 PCOS 患者给予电针干预具有良好的临床效果。

孙伟等[10]探讨电针干预对肾虚型多囊卵巢综合征患者 IVF-ET 中卵细胞质量及妊娠结局的影响及其作用机理。将接受 IVF-ET 的 66 例肾虚型 P-COS 患者随机分为观察组 34 例和对照组 32 例,观察组取关元、中极、三阴交、子宫、太溪加用电针干预,每日 1 次,每次 30min;电针 5d,休息 1～2d,直至取卵日。记录两组患者血清及卵泡液中干细胞因子(stem cell factor, SCF)含量以及周期结局的不同。研究发现,两组卵泡液中 SCF 水平都远大于同期血清中 SCF 水平;观察组患者血清及卵泡液中 SCF 水平均明显高于对照组;妊娠组血清及卵泡液中 SCF 水平高于未妊娠组,差异显著。这提示人卵泡液中存在 SCF,这些 SCF 可能来自于卵泡本身,而非血浆渗透。电针治疗可以通过增加卵泡液中 SCF 含量,参与卵巢自分泌和(或)旁分泌,提高卵细胞质量,进而提高临床妊娠率。

金春兰等[11]以中医学"形神统一、身心合一"观点为基础,结合脏腑气血与情志相关理论,用针刺疏肝调气法治疗 PCOS。电针组取膻中、期门、中脘、天枢、关元、子宫、三阴交、足三里、太冲,其中关元、中脘穴和同侧天枢、子宫穴予 20Hz 电刺激,刺激时间 30min,每周治疗 3 次,治疗 3 个月,月经期停止治疗,而其他穴位予常规针刺;西药组患者服用达英-35 治疗。连续治疗 3 个月后,电针组总有效率为 90.6%,西药组总有效率为 93.3%,两组疗效相当;电针组治疗前后体质量差值、身体质量指数(body mass index,BMI)差值显著高于西药组。结果说明电针疗法是治疗多囊卵巢综合征的有效方法,与西药达英-35 相当,而减重效果优于达英-35。

王青等[12]用低频(2Hz)电针治疗多囊卵巢综合征患者 30 例,且在治疗过程中分两组穴位交替使用。第一组治疗穴位为中极、气海、归来、三阴交、阴陵泉、合谷、百会,共 11 针,其中中极、气海、归来、三阴交以及阴陵泉使用低频 2Hz、脉冲长度 0.3ms 的电针刺激;第二组治疗穴位为天枢、归来、中极、气海、三阴交、太冲、内关、百会,共 13 针,其中天枢、归来、三阴交、太冲予相同电针刺激。连续 2 次治疗中两组穴位交替使用。治疗时间为一周 2 次,每次间隔 2～4d,月经期停止治疗,治疗疗程为 4 个月。通过测定治疗前后月经频次、BMI、黄体 LH/FSH 比值等指标的变化观察其疗效。结果显示,患者月经频次增加,LH/FSH 比值下降,差异均有统计学意义,而 BMI 下降差异无统计学意义,提示低频电针可以改善 PCOS 患者的月经频次和内分泌。Johansson 等[13]采用与上例研究相同的电针疗法(相同的取穴及频率)治疗多囊卵巢综合征,亦证明电针可提高 PCOS 患者排卵率,有一定的治疗效应。

Jedel 等[14]取穴中级、气海、归来、三阴交、阴陵泉予 2Hz 电针治疗 PCOS 患者,归为电针组。与体育锻炼组和对照组相比,电针组对改善高雄激素血症和月经频率疗效更明显。

Rashidi 等[15]研究对行体外受精—胚胎移植的 PCOS 患者结局的影响,发现电针可以在早期提高患者的胚胎质量,但对其临床妊娠结局无明显影响。

赵美兰和梁瑞宁[16]采用随机对照的方法研究针刺治疗多囊卵巢综合征的效果。针刺组取天枢、归来、气海、中极、三阴交、太冲、内关、百会,共 13 针,其中天枢、归来、三阴交予以电针治疗,电频以患者耐受为度。安慰组在两肩膀和上臂穴位以外处各刺一针,无手法刺激。两组均于月经人工或自然周期第 3 天开始针刺治疗,隔日治疗 1 次,1 个月或 1 个月经周期为 1 个疗程,治疗 4 个疗程。结果显示,治疗组患者较安慰组患者排卵率高,治疗组排卵率达 59.4%,高于安慰组 19.8%。可见针刺能显著提高 PCOS 患者排卵率,改善 PCOS 患者的生殖功能。

Stener-Victorin 等[17]将 PCOS 患者随机分为低频电针组、体育锻炼组和对照组,其中电针组取穴中极、气海和三阴交予 2Hz 低频电刺激。研究发现,低频电针和体育锻炼可以减少多囊卵巢综合征患者的高交感神经活动,这可能对减少 MSNA 的发生具有重要意义。

电针是针刺与电效应的结合,影响其疗效的主要因素为针刺的取穴、电针的频率、波型和强度等。从以上文献来看,电针治疗多囊卵巢综合征多在任督二脉、肝、脾和胃经上取穴,主要穴位有中极、气海、归来、三阴交、阴陵泉、天枢、太冲等,再加上奇穴子宫。选用的电频率多为低频,涉及 2Hz、20Hz,但较少文献提及电针使用的波形与强度的具体参数,强度多以患者舒适或耐受为度,治疗时间为每天 1 次、隔天 1 次或一周 2 次等,疗程安排也根据具体病情和治疗方案略有不同。在疗效评价上,其疗效指标有月经频次、BMI、LH/FSH 比值、排卵率、临床妊娠结局等,疗效结果也不尽相同。由此可见电针在具体应用上缺乏规范,这是大多数中医疗法存在的通病。

2)电针配合其他疗法治疗多囊卵巢综合征

①电针配合药物治疗多囊卵巢综合征

针药结合疗法是临床最常见的中医治疗手段之一,两者相合扩大了治疗

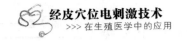

的适应证范围,其疗效经临床验证,在国内已被人们广泛接受。

姜玉婵等[18]对比研究来曲唑(letrozole LE)联合电针、二甲双胍片与氯米芬等治疗肥胖型多囊卵巢综合征的临床疗效。观察组 79 例,月经第 5 天采用 LE 联合电针治疗(选气海、关元、中极、子宫、归来、三阴交),每天 1 次,每次留针 30min,连续针刺 6d,并服用二甲双胍片;对照组 47 例,采用氯米芬、二甲双胍和戊酸雌二醇治疗。二组均于月经周期第 1 天开始口服二甲双胍,直至确定怀孕;若未妊娠,则观察 6 个月经周期。记录两组排卵日、"植入窗期"子宫内膜厚度、子宫螺旋动脉 PI 和 RI 值、治疗前后空腹胰岛素水平(fasting insulin,FINS)、性激素结合球蛋白含量(sex hormone-binding globulin,SHBG)以及周期排卵率、妊娠率等。结果显示,观察组子宫内膜厚度均优于对照组同期,PI、RI 值则明显低于对照组。治疗后,两组 SHBG 含量明显上升,FINS 下降,且组间比较,差异具有显著性。观察组周期排卵率为 71.83%,6 个月妊娠率为 49.37%,均明显高于对照组。研究表明,LE 联合电针、二甲双胍片治疗肥胖型 PCOS 疗效较佳。

Yu 等[19]采用电针结合中药补肾治疗肥胖型多囊卵巢综合征患者,将 60 例肥胖 PCOS 患者随机分为两组,一组予单纯电针治疗,另一组予电针加中药口服治疗,其中电针取穴天枢、中脘、气海、三阴交、膈俞、次髎等。通过患者糖脂代谢的变化,评价两组的治疗效果。研究发现,相比单纯电针治疗,电针配合中药对改善 PCOS 患者相关肥胖指标、胰岛素敏感性和血清脂联素水平疗效更佳。

张丽梅和侯丽辉[20]用自拟补肾汤配合电针治疗多囊卵巢综合征,卵泡期予口服自拟补肾汤,排卵期、黄体期辅以电针治疗,另一组口服克罗米酚作为对照,共治疗 3 个月。结果显示,治疗组痊愈率为 90%、排卵率为 80%,对照组分别是 60%、72%,说明补肾地黄汤配合电针治疗多囊卵巢综合征疗效更加显著。

施茵等[21]采用针药结合治疗肥胖型多囊卵巢综合征,将患者随机分为针药结合组 33 例和单纯电针组 34 例。单纯电针组主要取天枢、中脘、气海、三阴交、膈俞、次髎等,分前后两组交替使用。第一组选中脘与气海、天枢、三阴交 4 对主穴,第二组选脾俞、肾俞、次髎、三阴交 4 对主穴,予 2Hz 连续波电刺激;电流强度以患者耐受为度,留针 40min,一周治疗 3 次,连续治疗 3 个月。针药结合组在此基础上同时口服天癸胶囊。结果针药结合组临床疗效总有效率为 93.9%,单纯电针组总有效率为 67.6%,针药结合组疗效优于单纯电针组,而两组治疗后 3 个月随访发现,针药结合组复发率小于单纯电针组。

②电针配合耳穴治疗多囊卵巢综合征

耳穴是耳廓表面与脏腑经络、四肢躯干相互沟通的部位,刺激耳穴特定反应点可以防治相应疾病。临床上电针与耳穴配合,操作简便,价格低廉,疗效肯定。

李立楠等[22]探讨电针配合耳穴贴压对多囊卵巢综合征患者血清性激素及胰岛素的影响。将 PCOS 患者随机分为观察组与对照组,对照组选择常规电针治疗,观察组在对照组治疗的基础上加用耳穴贴压法。期间电针治疗取关元、中极、三阴交和子宫,频率为 3～4Hz,强度为 2～3mA,用间歇式脉冲波。电针一般在上午进行,每周 1 次,每次 30min,治疗 1 个月。耳穴贴压选取子宫、卵巢、下丘脑、脑垂体、肾、内分泌等,每天按压所贴耳穴 3～5 次,每次每穴按压 50 下。所有穴位贴每 3d 换 1 次,连续治疗 1 个月。最后观察两组患者疗效,比较其血清卵泡刺激素(FSH)、黄体生成素(LH)、胰岛素抵抗指标(Homa IR)、空腹胰岛素(FINS)的变化。结果显示,电针配合耳穴贴压治疗多囊卵巢综合征,能更有效地降低血清 FSH 与 LH 以及减弱胰岛素抵抗。

徐佳等[23]为评价针刺配合耳穴贴压对肥胖女性伴多囊卵巢综合征的疗效,电针治疗取穴天枢、丰隆、关元等,予 2Hz 连续波电刺激,强度以患者能忍受为宜,每天 1 次,每次 30min,15 次为一疗程,每个疗程间休息 1 周。耳穴取口、胃、脾等,耳贴每 4d 换 1 次,每天按压穴位 3 次,每次每穴 50 下。对治疗前后的体质量指数、腰围以及血清中胰岛素、辛酮的变化进行对比,结果显示总有效率达 89.7％,表明电针、耳穴贴压对肥胖女性伴有多囊卵巢综合征有较好的临床疗效。

③电针配合穴位埋线治疗多囊卵巢综合征

穴位埋线发挥了针刺、经穴和"线"的综合作用,与电针配合可以加强穴位刺激的强度与持久时间。

刘新雄等[24]将肥胖型不孕症多囊卵巢综合征患者随机分为治疗组和对照组,治疗组采用针刺加穴位埋线疗法,对照组口服二甲双胍治疗,共治疗 3 个月。穴位埋线取中脘、下脘、天枢、大横、带脉、气海、关元、水道、归来等,再随症加减,且埋线后要求患者每日 3 餐前 30min 对埋线穴位进行 10min 按摩,10～15d 治疗 1 次,共治疗 3 个月。针刺选穴以妇科五穴、灵骨穴、胃经及任脉穴为主,其余配穴亦随症加减,再于双侧天枢、大横、带脉及中脘、下脘、气海、关元穴加用电针,电刺激为连续波,强度以患者能耐受为度,前 10d 每天治

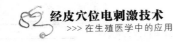
疗 1 次,10d 后隔天治疗 1 次,共治疗 3 个月。结果发现,相较于对照组,治疗组在减轻体重和提高临床妊娠率方面疗效更佳。

荣军[25]采用穴位埋线加电针治疗肥胖型多囊卵巢综合征 50 例,埋线每隔 10d 治疗 1 次,电针隔天治疗 1 次,共治疗 3 个月。治疗后患者中痊愈 45 例,有效 3 例,无效 2 例,总有效率 96.0%,同样证明了本疗法的有效性。

④综合治疗多囊卵巢综合征

综合疗法是对电针、灸法、拔罐和中药等多种中医疗法的联合应用,可以根据病情的不同阶段或病症分型制定不同的治疗方案。

张永兴和贾超敏[26]采用温肾祛痰调周法治疗多囊卵巢综合征患者,将 90 例 PCOS 患者随机分为治疗组 45 例和对照组 45 例。对照组予口服西药炔雌醇环丙孕酮片治疗,而治疗组在对照组的基础上,按月经期、卵泡期、黄体期予以电针、拔罐、艾灸、口服中药的综合治疗。治疗时,卵泡期采用电针、拔罐、口服中药;黄体期采用电针、艾灸、口服中药;月经期停止治疗。1 个月为 1 个疗程,连续治疗 3 个疗程后,观察两组治疗前后血清睾酮(T)、卵泡刺激素(FSH)、黄体生成激素(LH)、雌二醇(E_2)、LH/FSH、基础体温(BBT)的变化以及临床疗效和妊娠情况。结果显示,两组在治疗后血清睾酮(T)较本组治疗前均降低,但治疗组较对照组降低明显;两组 BBT 变化比较时,治疗组优于对照组。在治疗组 45 例中,显效 15 例(33.3%),有效 24 例(53.3%),无效 6 例(13.3%),总有效率为 86.7%;对照组 45 例中,显效 9 例(20.0%),有效 19 例(42.2%),无效 17 例(37.8%),总有效率为 62.2%。这说明在临床疗效上,治疗组疗效优于对照组。而停药 3 个月后及 6 个月后两组间妊娠率比较,差异均无统计学意义。研究证明采用中医补肾化痰调周法进行综合治疗多囊卵巢综合征的疗效令人满意。

由此可见,电针治疗多囊卵巢综合征在临床应用上不限于单一使用,且不少研究发现其结合疗法较单纯电针疗法的治疗效果更佳,值得临床推广。

3.7.3 小 结

综上所述,不管是实验性的机理探讨,还是临床性的疗效观察,均肯定了电针治疗多囊卵巢综合征的有效性。并且电针作为一种颇具特色的针灸疗法,在临床上多与药物、耳穴贴压和穴位埋线等疗法联合应用,可以增强对多囊卵巢综合征的治疗效果,且少见不良反应,临床应用较广。

但电针治疗 PCOS 亦存在一些问题:①总体来说,电针作用机理的研究证据还不够充分；②临床研究的选穴、电刺激频率与强度及疗效评定都无统一的标准；③临床研究样本较小，多为单中心，降低了临床证据的可靠性；④注重近期疗效，缺少对远期疗效的跟踪与随访。针对以上问题，今后在研究设计上应重视对患者的治疗后的定期随访，同时加强及加深电针治疗 PCOS 的机理研究，为临床治疗提供有力的理论支持，最终用科学的研究方法，建立一套规范化的电针治疗方案及疗效评定标准。

本节参考文献

[1] 吴效科,常惠,张颖,等. 多囊卵巢综合征流行病学调查进展[J]. 科技导报,2010;28 (21):101—105.

[2] Maliqueo M, Benrick A, Alvi A, et al. Circulating gonadotropins and ovarian adiponectin system are modulated by acupuncture independently of sex steroid or β-adrenergic action in a female hyperandrogenic rat model of polycystic ovary syndrome[J]. Mol Cell Endocrinol, 2015,412:159—169.

[3] 孙洁,赵继梦,季蓉,等. 电针对多囊卵巢综合征大鼠卵巢高雄激素症的影响[J]. 针刺研究,2013,38(6):465—472.

[4] Feng Y, Johansson J, Shao R, et al. Hypothalamic neuroendocrine functions in rats with dihydrotestosterone-induced polycystic ovary syndrome: Effects of low-frequency electro-acupuncture[J]. PloS One, 2009,4(8):e6638.

[5] Feng Y, Johansson J, Shao R, et al. Electrical and manual acupuncture stimulation affect oestrous cyclicity and neuroendocrine function in an 5α-dihydrotestosterone-induced rat polycystic ovary syndrome model[J]. Exp Physiol, 2012,97(5):651—662.

[6] 彭艳,李琴华,吴效科,等. 电针对多囊卵巢综合征模型系统的调控[J]. 科技导报,2008,26(12):34—42.

[7] 陈旭. 电针刺激胰俞穴、三阴交穴对胰岛素抵抗型多囊卵巢综合征大鼠性激素、ISI 及 HOMA-IR 的影响[J]. 新中医,2015,(1):219—221.

[8] 崔薇,李静,孙伟,等. 电针干预对多囊卵巢综合征患者纺锤体及卵子质量的影响[J]. 上海针灸杂志,2015,(2):109—112.

[9] 陈军,崔薇,李静,等. 电针干预对多囊卵巢综合征患者体外受精胚胎移植的作用研究[J]. 中国妇幼保健,2009,24(30):4262—4264.

[10] 孙伟,崔薇,李静. 电针干预对肾虚型 PCOS 患者影响机制的研究[J]. 中国优生与遗传杂志,2010,(1):105—107.

[11] 金春兰,魏立新,赵吉平,等. 电针与达英-35 治疗多囊卵巢综合征的疗效对比[J]. 中国针灸,2014,(12):1174—1178.

[12] 王青,李娟,吴奇,等. 低频电针治疗多囊卵巢综合征 30 例[J]. 中国中医药现代远程教

育，2014，(11)：64—66.

[13] Johansson J，Redman L，Veldhuis PP，et al. Acupuncture for ovulation induction in polycystic ovary syndrome：A randomized controlled trial[J]. Ame J Physiol Endocrinol Metab，2013，304(9)：E934—E943.

[14] Jedel E，Labrie F，Oden A，et al. Impact of electro-acupuncture and physical exercise on hyperandrogenism and oligo/amenorrhea in women with polycystic ovary syndrome：A randomized controlled trial[J]. Am J Physiol Endocrinol Meta，2011，300(1)：E37—E45.

[15] Rashidi BH，Tehrani ES，Hamedani NA，et al. Effects of acupuncture on the outcome of in vitro fertilisation and intracytoplasmic sperm injection in women with polycystic ovarian syndrome[J]. Acupuncture in Medicine：Journal of the British Medical Acupuncture Society，2013，31(2)：151—156.

[16] 赵美兰，梁瑞宁. 电针用于多囊卵巢综合征促排卵的随机单盲临床对照研究[J]. 实用中西医结合临床，2014，(8)：66—68.

[17] Stener-Victorin E，Jedel E，Janson PO，et al. Low-frequency electroacupuncture and physical exercise decrease high muscle sympathetic nerve activity in polycystic ovary syndrome[J]. American Journal of Physiology. Regulatory，Integrative and Comparative Physiology，2009，297(2)：R387—R395.

[18] 姜玉婵，申红梅，吕学英. 来曲唑联合电针、二甲双胍片与氯米芬治疗肥胖型多囊卵巢综合征的对比研究[J]. 中国煤炭工业医学杂志，2014，(7)：1104—1106.

[19] Yu L，Liao Y，Wu H，et al. Effects of electroacupuncture and Chinese kidney-nourishing medicine on polycystic ovary syndrome in obese patients[J]. Journal of Traditional Chinese Medicine，2013，33(3)：287—293.

[20] 张丽梅，侯丽辉. 自拟补肾汤配合电针治疗多囊卵巢综合征临床观察[J]. 针灸临床杂志，2003，19(4)：23—24.

[21] 施茵，廖晏君，虞莉青，等. 针药结合治疗肥胖型多囊卵巢综合征患者 33 例临床观察[J]. 中医杂志，2012，53(22)：1930—1933.

[22] 李立楠，张玉虹，王静. 电针配合耳穴贴压对多囊卵巢综合征患者血清性激素及胰岛素水平的影响[J]. 湖南中医药大学学报，2015，35(2)：52—55.

[23] 徐佳，曲惠卿，方海琳. 电针配合耳穴贴压对肥胖伴多囊卵巢综合征患者血清胰岛素及睾酮的影响[J]. 中国针灸，2009，(6)：441—443.

[24] 刘新雄，刘艳美，李学余，等. 埋线及针刺穴位联合宫腔内人工授精治疗肥胖型 PCOS 不孕症的研究[J]. 中国优生与遗传杂志，2013，(1)：97—99.

[25] 荣军. 穴位埋线加电针治疗肥胖型多囊卵巢综合征临床观察[J]. 临床合理用药杂志，2011，4(21)：60.

[26] 张永兴，贾超敏. 温肾祛痰调周法治疗多囊卵巢综合征[J]. 现代中医临床，2014，(5)：7—11.